（2021 版）

艾滋病自愿咨询检测

工作指南

中国疾病预防控制中心性病艾滋病预防控制中心　　组织编写

人民卫生出版社

·北京·

版权所有，侵权必究！

图书在版编目（CIP）数据

艾滋病自愿咨询检测工作指南：2021 版 / 中国疾病预防控制中心性病艾滋病预防控制中心组织编写. —北京：人民卫生出版社，2023.4

ISBN 978-7-117-34697-9

Ⅰ. ①艾… Ⅱ. ①中… Ⅲ. ①获得性免疫缺陷综合征 – 检测 – 指南 Ⅳ. ①R512.910.4-62

中国国家版本馆 CIP 数据核字（2023）第 056691 号

人卫智网	**www.ipmph.com**	医学教育、学术、考试、健康，购书智慧智能综合服务平台
人卫官网	**www.pmph.com**	人卫官方资讯发布平台

艾滋病自愿咨询检测工作指南（2021 版）
Aizibing Ziyuan Zixun Jiance Gongzuo Zhinan
（2021 Ban）

组织编写：中国疾病预防控制中心性病艾滋病预防控制中心
出版发行：人民卫生出版社（中继线 010-59780011）
地　　址：北京市朝阳区潘家园南里 19 号
邮　　编：100021
E - mail：pmph @ pmph.com
购书热线：010-59787592　010-59787584　010-65264830
印　　刷：北京顶佳世纪印刷有限公司
经　　销：新华书店
开　　本：710×1000　1/16　**印张：**7
字　　数：84 千字
版　　次：2023 年 4 月第 1 版
印　　次：2023 年 9 月第 1 次印刷
标准书号：ISBN 978-7-117-34697-9
定　　价：39.00 元

打击盗版举报电话：010-59787491　E-mail：WQ @ pmph.com
质量问题联系电话：010-59787234　E-mail：zhiliang @ pmph.com
数字融合服务电话：4001118166　E-mail：zengzhi @ pmph.com

检测和咨询是艾滋病防治的重要内容，是艾滋病治疗、预防和关怀服务的入口。通过提供咨询和转介服务，一方面有利于加强艾滋病病毒（human immunodeficiency virus，HIV，即人类免疫缺陷病毒）感染者/艾滋病（acquired immune deficiency syndrome，AIDS，即获得性免疫缺陷综合征）患者的心理社会支持，减轻其心理压力，减少焦虑、抑郁等发生率，另一方面有利于降低危险行为，减少新发感染，阻断 HIV 传播。2000 年，联合国艾滋病规划署（The Joint United Nations Programme on HIV/AIDS，UNAIDS）发布了艾滋病自愿咨询和检测（HIV Voluntary Counselling and Testing，VCT）指南，推动全球开展艾滋病检测咨询工作，强调自愿和保密等原则。2004 年，中国疾病预防控制中心性病艾滋病预防控制中心（以下简称"艾防中心"）在借鉴 UNAIDS 检测咨询技术文件的基础上，结合我国实际情况，制定了自愿咨询和检测指南，推动形成了覆盖全国的 VCT 网络，指导各地广泛有效地开展 VCT 工作。VCT 成为检测咨询工作的重要方式，对及时发现 HIV 感染者/AIDS 患者，让更多 HIV 感染者/AIDS 患者了解自己的感染状况，并及时得到治疗关怀、心理和社会支持等服务起到了重要作用。

2007 年，UNAIDS 制定了医疗卫生机构开展检测咨询指南（Provider Initiated HIV Testing and Counselling，PITC），强调医务人员提供主动 HIV 检测咨询的重要性，倡导医疗卫生机构开展主动检测，对推动医疗卫生机构开展 HIV 检测起到重要作用。在我国，事实上，医疗机构检测已经成为检测发现 HIV 感染者/AIDS 患者的主要途径，在多数省份，检测发现的 HIV 感染者 /AIDS 患者中，一半以上来源于医疗机构检测。

目前，尽可能多地及时发现 HIV 感染者 /AIDS 患者是全球公认的艾滋病防治策略之一，2015 年 UNAIDS 提出到 2020 年在检测发现 HIV 感染者 /AIDS 患者方面实现 90% 的目标（即 90% 现存活的 HIV 感染者 /AIDS 患者得以诊断并知晓自身感染状况），但这一指标并未如期实现，扩大检测仍然是未来全球艾滋病防治的主要策略，也是我国艾滋病防治的核心策略之一。全国检测和报告等数据提示，检测服务的覆盖面和效率是促进 HIV 感染者 /AIDS 患者发现的两个不可分割的方面，新时期检测工作的要点是阳性发现效率高、方便可及覆盖广，而效率高是下一步尤其需要提高的方面。如何在新时期加强检测咨询工作、促进检测发现目标的实现？如何最大限度地发现 HIV 感染者 /AIDS 患者，并及时提供治疗、心理支持等综合防治服务？这是艾滋病防治的重要话题，也是防治队伍需要回答的专业问题。

VCT 曾经是艾滋病检测咨询的重要方式，目前在检测咨询方面仍然发挥着重要作用，全国检测数据显示 VCT 是检出率较高的检测途径。但随着形势的变化，VCT 工作在功能定位、体系建设、运转方式和具体操作等方面都需要完善和发展。为进一步发挥 VCT 的作用，促进 VCT 的规范化、高效率、高质量，艾防中心在深入调研的基础上，组织疾控专家、临床专家和管理人员等对《艾滋病自愿咨询检测工作指南（2004 版）》进行了修订，2021 版力求抓住 VCT 的精髓并与时俱进，内容上突出新的防治形势下对 VCT 的新要求，强调 VCT 与综合干预有机结合，与互联网、新媒体等相结合，增加暴露前药物预防和暴露后药物预防、梅毒检测、丙肝检测等内容，VCT 开展方式上倡导线上线下相结合，同时，对指南结构、章节做了调整。邀请 2004 版的撰写人员和有关专家进行审阅。参与本指南编写和审阅工作的人员如下：

本指南编写组组长：吕繁

编写组成员：马彦民、王海雪、刘家虹、李健、金聪、施玉华、徐杰、郭燕、傅更锋、臧春鹏、谭广杰

主审人员：于茂河、马艳玲、王晓春、卢红艳、张国龙、梁姝、蒋岩、傅继华、蓝光华

希望 VCT 作为各种检测策略的有机组成部分，在新时期发挥其新的生命力，提高检测咨询工作的质量和效果，促进整体防治目标的实现。

由于时间和水平所限，不足之处在所难免，留待再完善。

编者

2021 年 10 月

缩略语

AIDS（acquired immune deficiency syndrome） 获得性免疫缺陷综合征，即艾滋病

CDC（center for disease control and prevention） 疾病预防控制中心

ELISA（enzyme linked immunosorbent assay） 酶联免疫吸附试验

FSW（female sex workers） 女性性工作者

HAART（highly active antiretroviral therapy） 高效抗反转录病毒疗法

HBV（hepatitis B virus） 乙型肝炎病毒

HCV（hepatitis C virus） 丙型肝炎病毒

HIV（human immunodeficiency virus） 人类免疫缺陷病毒，即艾滋病病毒

HTC（HIV testing and counselling） 艾滋病检测咨询

IDU（intravenous drug user） 静脉吸毒者

MSM（men who have sex with wen） 男性同性性行为者

NGO（Non-Governmental Organizations） 非政府组织

PEP（post-exposure prophylaxis） 暴露后预防

PrEP（pre-pxposure prophylaxis） 暴露前预防

PITC（provider initiated HIV testing and counselling） 医疗机构的医务人员主动提供艾滋病检测咨询

RT（rapid test） 快速检测试验

STD（sexually transmitted disease） 性传播疾病

UNAIDS（The Joint United Nations Programme on HIV/AIDS） 联合国艾滋病规划署

VCT（HIV voluntary counselling and testing） 艾滋病自愿咨询检测

WB（Western blot） 免疫印迹试验

WHO（World Health Organization） 世界卫生组织

目录

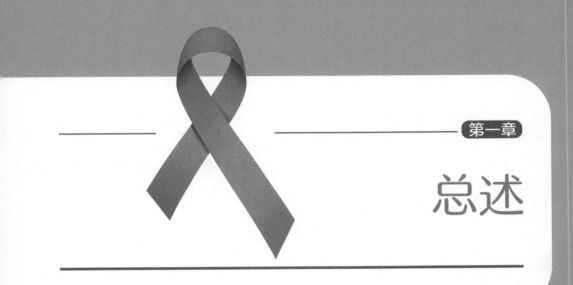

第一章

总述

一、基本概念

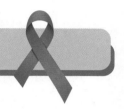

（一）艾滋病自愿咨询检测概念

艾滋病自愿咨询检测（HIV voluntary counseling and testing，VCT）是指怀疑发生艾滋病病毒感染风险的个人，通过咨询专业人员，在充分知情和完全保密的情况下，自愿接受HIV检测及相关转介和延伸服务的过程。

VCT是我国艾滋病防治措施的重要组成部分，"国家实行艾滋病自愿咨询和自愿检测制度"被写入《艾滋病防治条例》。VCT是我国主动发现艾滋病病例的一项重要手段，也是预防艾滋病传播和蔓延的有效措施。VCT是在自愿的前提下开展的咨询与检测服务，并不是所有求询者均需接受HIV检测。

咨询是通过VCT门诊（点）的咨询员与求询者的沟通，在充分了解求询者相关情况的基础上，结合工作人员艾滋病防治专业知识和防治工作经验，对求询者提供帮助和支持的过程。世界卫生组织（World Health Organization，WHO）对艾滋病咨询的定义是："艾滋病咨询是求询者和咨询员之间在保密情况下的谈话，目的是使求询者能够应对HIV感染带来的紧张压力，能做出自己个人的决定。咨询过程应包括对求询者感染危险的评价并建议其实施减少HIV感染或传播的行为。"因此，要求咨询员在提供咨询过程中，倾听求询者内心的恐惧、担心、困扰、想法和情感，为其提供有关HIV感染、传播、检测方面的知识及艾滋病防治可利用的相关信息，减轻求询者心理压力，使其自主地减少 HIV 传播的高危行为，增强求询者健康意识和责任感。艾滋病的咨询要求以艾滋病防治工作为中心，咨询员要建立服务意识，通过倾听与交谈确定求询者的问题并进行评估，在充分考虑到求询者人际关系、文化程度、社会背景等的基础上，给予求询者选择解决问题的建议。艾滋病咨询包含检测前咨询、检测后咨询以及相关的治疗、暴露前后预防、性病诊疗等转介与延伸服务。

　　检测是在自愿的前提下为求询者提供 HIV 相关检测服务，对个体是否感染 HIV 做出的实验室诊断，同时为求询者提供梅毒螺旋体（简称"梅毒"）与丙型肝炎（简称"丙肝"）病毒（hepatitis C virus，HCV）感染状况的检测服务。

　　咨询和检测在艾滋病防治工作中具有相互促进、互为补充的关系和作用。首先，通过检测前咨询，可促进有 HIV 感染风险的求询者进行 HIV 检测；其次，检测结果作为检测后咨询的基础，可为更有针对性地开展检测后咨询提供依据；再次，检测后咨询是检测的进一步延续，通过检测后咨询，可为检测后的个体制定个性化的健康教育处方并提供有针对性的转介与延伸服务；最终，两者相辅相成，达到未感染 HIV 的求询者避免感染，已感染 HIV 的求询者不再感染他人并及时接受抗病毒治疗等服务的目的。

（二）VCT 工作在艾滋病防治工作中的作用

　　VCT 工作涉及艾滋病的宣传教育、检测、治疗、行为干预等诸多方面，在艾滋病防治工作中主要发挥以下作用：

❶ 帮助求询者正确认识艾滋病，推广行为干预措施，促使高危行为者改变危险行为，减少 HIV 传播。

---

❷ 帮助求询者了解 HIV 检测的意义，促使其接受 HIV 检测，确定其 HIV 感染状况，及时发现 HIV 感染者 /AIDS 患者，为其提供干预服务，预防 HIV 传播与蔓延。

---

❸ 帮助 HIV 感染者 /AIDS 患者了解国家艾滋病防治政策，并提供本地可利用的服务信息，明确其相关权利和义务。动员其接触者尽快接受检测，以便尽早发现 HIV 感染者 /AIDS 患者并及时采取干预措施。

---

❹ 作为艾滋病防治工作的切入点和纽带，为高危人群和重点人群提供咨询、检测及转介等服务。

---

❺ 有利于动员求询者性伴或配偶接受艾滋病咨询检测，及时发现病例，有效预防和阻断，避免二代传播。

---

❻ 有利于提高梅毒和丙肝检测率，促进梅毒和丙肝患者的发现及治疗，减少传播。

---

❼ 有利于加强艾滋病防治各机构之间的联系，促进艾滋病防治各机构的配合和工作开展。

---

❽ 有利于减少歧视和全社会对艾滋病的恐惧，营造全社会携手共抗艾滋病的良好局面，促进艾滋病防治工作深入持续开展。

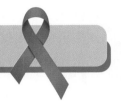

二、工作原则

VCT 的基本宗旨是维护个人与社会公共卫生利益。因此，VCT 服务过程中应遵循以下基本原则。

（一）自愿原则

"自愿"应建立在"知情同意"的基础之上。咨询员在向求询者提出有关 HIV 检测的建议后，必须向其提供有关 HIV 检测的全面信息，包含检测的意义、程序、可能出现的结果及处理方式、检测可能带来的影响等内容，帮助求询者全面了解 HIV 检测，为作出合理选择奠定真实可靠的基础。"知情同意"可采取口头或书面形式，但须使用对方能够理解的语言和文字表达。确保求询者在获得准确、全面信息的基础上，自主作出是否检测的选择。

（二）保密原则

"保密"是取得求询者信任、做好 VCT 工作的前提。凡提供 VCT 服务的机构，在 VCT 门诊（点）的环境布置、咨询过程、检测过程、结果告知、转介服务、资料记录保存和信息上报等各个管理与服务环节中，均应注意保护求询者的隐私。未经求询者或其监护人同意，不得将其姓名、检测结果和有关其个人、家庭、工作、治疗、求助、转介、延伸服务等情况透露给他人，同时也不得泄露求询者寻求检测服务这一事件。提供 VCT 的机构应预先制订完善的保密措施和制度，对相关工作人员进行经常性的保密教育，并与工作人员签订保密责任协议。

（三）尊重和不歧视原则

"尊重和不歧视"包括维护求询者人格与自尊，以平等态度看待求询者，不因其职业、性别、性取向、文化程度、行为、经济地位或处境遭遇而歧视他们。咨询员应尊重求询者的感受、文化、传统习惯、价值观等，不把自己的价值观强加于对方，尊重求询者做出的选择，不对求询者及其行为进行道德评判，不对求询者本人及其做出的选择进行评价。应根据求询者的年龄、性别、民族、性取向、文化、语言等个人特征和需求为他们提供适合其需要的服务。

（四）提供后续服务原则

在 VCT 工作中，通常求询者的需求是多方面的，因此无论求询者是否做检测以及结果如何，都应利用求询者前来寻求服务的机会，根据对方需求为其提供有关 HIV 检测、治疗、预防感染和传播、改变危险行为、促进安全套使用、暴露前后预防、寻求检测途径等信息。同时对有需求者提供相应的转介服务与延伸服务。使 VCT 充分发挥在指导个人改变危险行为、促进艾滋病预防控制工作中的作用。

（五）受益原则

应确保 VCT 活动有利于促进求询者的健康，尽可能为其提供支持性咨询、特殊需求咨询和相关转介服务等。当某项措施对求询者身心有利的同时又存在一定的不利影响时，应依据利大于弊的原则选择是否采取这一措施。

（六）因地制宜、灵活多样的原则

各地民风民俗、艾滋病流行危险因素、高危人群行为特点及防治工作开展情况差异较大，各类人群对艾滋病的认知和行为改变情况也不尽相同。因此，在不违背上述 VCT 基本原则的前提下，各地在不同情况下开展 VCT 服务的方式和内容可以依据当地实际情况采取适宜的措施。

（七）综合干预原则

VCT 门诊（点）在提供 HIV 检测服务中应提供综合干预服务。由卫生健康部门统筹协调，疾病预防控制机构提供技术支持和指导，对性病相关诊疗服务门诊的就诊者开展健康教育、安全套推广、动员检测、暴露前后预防和治疗转介等综合干预工作，提高服务质量。

三、工作策略

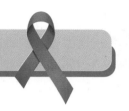

（一）强化宣传，广泛动员

广泛开展 VCT 宣传和倡导活动，营造宽松、非歧视的社会环境，并与艾滋病知识宣传、检测、干预、垂直传播（母婴传播）预防、医疗救治及关怀等其他防治工作结合起来进行。通过网络、新媒体、报纸、电台、电视和社区宣传等方式，宣传 VCT 工作的目的、内容、意义和重要性，以便使更多的高危人群、重点人群和其他潜在可能感染 HIV 的人群，认识到自己有感染 HIV 的危险性，知晓获取 VCT 服务的途径和方法，动员其尽早寻求 HIV 咨询和检测服务。

（二）整合资源，形成完善的转介服务网络

VCT 工作不仅仅是只开展艾滋病咨询、检测，还需要治疗、关怀、预防、心理咨询等服务的配合与支持。因此，开展 VCT 必须形成较完善、运转通畅的转介服务网络。该网络应能从人力资源、软硬件等方面基本满足 VCT 门诊（点）的转介需求。当地 VCT 工作负责单位，应将当地所有提供 VCT 转介服务的单位、组织联系起来，建立信息交流和相互转介网络，并及时更新相应服务机构的工作信息。还可通过建立联络员和协调会议制度，及时解决转介中发现的问题，加强各转介单位与辖区各 VCT 门诊（点）之间的联系与合作，保证转介工作的顺畅。

（三）充分发挥网络优势，线上线下相结合

随着互联网的发展，人们的行为方式与生活方式发生很大的变化，为保证 HIV 感染高风险人群寻求 VCT 服务的便利性，各地应充分利用互联网优势，建立线上咨询与检测预约服务平台，将线上咨询与线下检测相结合，通过线上咨询，动员求询者到附近的 VCT 门诊（点）进一步地咨询与检测。也可借助网络拓展 VCT 服务的新模式，例如 VCT 门诊（点）工作人员在提供线上咨询服务的同时，可以为网络求询者邮寄相应的自我检测干预服务包，或提供传递检测服务包，寄回的传递样本由 VCT 门诊（点）的专业实验室进行检测与结果判读，将检测结果以适当的方式反馈给求询者，并提供咨询服务。还可以在线指导求询者开展自检，方便有意愿的人群进行检测，并通过网络平台提供结果判读及后续咨询服务。

（四）结合外展服务，扩大 VCT 覆盖面

艾滋病的高危人群是感染 HIV 风险最高的人群，也是促进 HIV 传播和扩散的危险因素，是艾滋病防治工作的重点人群，也是 VCT 服务重要的目标人群。为扩大 VCT 对高危人群的覆盖面，VCT 工作人员需要从在 VCT 门诊（点）等待求询者上门求询的工作模式转变为主动深入到高危人群集中的场所，提供个体或集体的宣传咨询和相关转介服务，把提供 VCT 信息与针对高危人群开展的预防工作结合起来。为取得更好的效果，外展人员应根据服务对象的不同采取不同的方法，有关服务内容、频率亦应根据当地情况决定。同时还应做好与相关部门的协调配合工作，保证外展服务的可持续性与有效性。

（五）发挥社会组织优势，提高检测服务效率

社会组织在接触男性同性性行为者、暗娼、吸毒者等易感染艾滋病的危险行为人群和感染者方面具有独特的优势，工作时间及方式灵活，在开展艾滋病宣传教育、检测、行为干预、心灵沟通、精神抚慰等方面发挥着不可替代的作用。因此，在开展 VCT 工作过程中，可结合当地实际情况，充分发挥社会组织优势，提高检测服务效率。

（六）依据需求，延伸 VCT 服务模式

依据防治工作需要及求询者的需求，依托 VCT 门诊（点）网络，开展大众宣传、暴露前后预防、HIV 感染者 /AIDS 患者接触者动员检测等延伸服务，不断拓展 VCT 服务的外延，充分发挥 VCT 门诊（点）在艾滋病防治工作中的作用。

（七）强化能力建设，加强督导评估

为保证 VCT 工作质量和可持续性，推进 VCT 工作扎实有效地开展，对承担 VCT 工作的人员及相应的转介与支持的网络人员应定期开展相应培训，加强能力建设，强化服务意识，提高咨询检测的质量。同时建立健全对 VCT 门诊（点）的督导与评估机制，确保 VCT 工作的规范性。

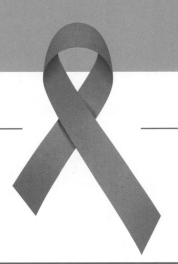

第二章

组织管理

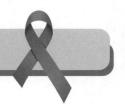

一、管理框架

（一）卫生健康行政部门

负责辖区内 VCT 工作的组织、协调和管理。具体内容包括：

❶ 做好 VCT 工作的规划管理，确定开展 VCT 工作的地区及机构范围、人员资质的认定与培训，完善转介服务网络，明确各机构的工作职责。

----

❷ 协调相关机构共同做好 VCT 工作的宣传、动员、组织和实施管理工作，促进 VCT 工作的深入开展。

----

❸ 组织开展 VCT 年度实施计划、检测试剂分配计划、VCT 物品采购计划、实验室资源协调等计划。

----

❹ 建立和完善监督考评机制，定期组织督导评估工作，协调和解决 VCT 工作中存在的困难和问题。

（二）疾病预防控制机构

在卫生健康行政部门指导下负责辖区内 VCT 工作的技术支持、业务指导和日常管理。具体内容包括：

1 协助卫生健康行政部门做好 VCT 工作的日常管理，承担辖区内 VCT 年度实施计划制订、宣传材料的开发、检测物资的管理、质量控制、VCT 门诊（点）的现状评估和督导检查等。

2 为辖区内其他 VCT 机构提供技术支持，包括人员培训、业务指导等。

3 负责辖区内 VCT 工作和转介服务等相关信息资料的收集、汇总、分析和反馈等工作。

（三）VCT 门诊（点）

包括设在疾病预防控制中心、综合性医院、妇幼保健院等医疗卫生单位的 VCT 门诊（点），在卫生健康行政部门管理和疾病预防控制机构的指导下，开展 VCT 工作。具体内容包括：

1 按照规定要求设置 VCT 门诊（点），开展宣传动员，建立工作制度，完善服务流程，加强机构内部协调，确保 VCT 工作的有效开展。

❷ 制订 VCT 实施计划，做好本机构应承担的 VCT 工作，规范开展咨询、检测和转介等 VCT 活动。

❸ 做好 VCT 工作和转介服务等相关信息资料的填写、收集、汇总、上报和保存工作。

❹ 接受疾病预防控制机构和有关部门组织的技术培训、指导与督导评估等。

（四）转介服务机构

转介服务机构包括艾滋病诊断检测机构、艾滋病抗病毒治疗定点医院、结核病防治所、性病专科门诊、具备丙肝诊治能力的医院、计划生育门诊、妇幼保健院、助产服务机构、美沙酮维持治疗门诊、清洁针具交换点、精神心理健康咨询中心、可提供相关服务的社会组织等，在卫生健康行政部门管理和疾病预防控制机构的指导下，结合本机构的业务范围及专业特点，承担相应的转介服务。具体内容包括：

❶ 建立和完善相关的工作制度和流程，包括转介服务流程、保密工作、职业暴露预防与控制等。

2 积极协助 VCT 门诊（点）开展本机构应承担的相关转介任务，例如提供艾滋病确证试验、艾滋病抗病毒治疗、结核病检查治疗、性病检查治疗、丙肝治疗、机会性感染治疗、终止妊娠、母婴阻断、助产服务、计划生育服务、美沙酮维持治疗、针具交换、心理支持与心理治疗等。

3 认真做好已提供转介服务内容的登记、收集与汇总，并按要求上报至疾病预防控制机构。

4 接受疾病预防控制机构和有关部门组织的技术培训、指导与督导评估等。

二、VCT 门诊（点）的设置与管理

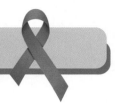

（一）条件与要求

1．资格要求 各级卫生健康行政部门和疾病预防控制机构指定的医疗卫生机构（包括疾病预防控制机构、综合性医疗机构、妇幼保健机构、社区卫生服务中心、乡镇卫生院等）可设立 VCT 门诊（点）。VCT 门诊（点）所在的机构应具备 HIV、梅毒和丙肝血清学检测服务能力（或与第三方检测机构合作提供检测服务）。

2．位置要求 VCT 门诊（点）最好设在交通和转介方便的地点，以方便求询者寻求服务。

3．环境要求 由于艾滋病咨询常涉及个人隐私及敏感问题，应选择一个保密、安静、无干扰、便于求询者出入的场所建立 VCT 门诊（点）。

4．房间条件与功能分区 VCT 门诊（点）的房间条件与功能分区包括接待与等候室、咨询与档案室。

（1）接待与等候室：最好为独立区域，用于接待咨询对象或同伴，方便求询者休息和等候咨询检测服务。有条件时，室内可设置桌椅沙发、影像设备、饮水设施、宣传材料/架、空调、绿植等，便于求询者在等候过程中观看有关 VCT 服务和 HIV 预防宣传资料，以及缓解求询者等待过程中的焦急心情。无条件时，可因地制宜解决求询者能静坐等候的地方，例如选择某个僻静处（如走廊拐角处）。

（2）咨询与档案室：最好为独立区域，避免他人突然闯入，影响咨询工作的顺利进行和咨询效果。室内面积以满足开展一对一或一对多的咨询需要为准，咨询区和档案区可以分开或无明显界限。

室内应光线明亮，通风和隔音效果良好，清洁卫生，有窗帘或其他遮挡物，能保护求询者的面部不被外人看到。可在接待与等候室，增加办公电脑设备、加锁保密档案柜等。桌椅沙发摆放的基本原则是要让咨询员和求询者感到平等和放松，桌子不要摆放在咨询员和求询者之间，以免引起求询者的心理隔阂；也可不用桌子，咨询员和求询者侧坐。墙壁可挂 VCT 规章制度、注意事项、来访须知、咨询检测服务流程等。

室内应备有 VCT 工作所需要的各种记录表格，如检测知情同意书、自愿咨询检测个案登记表、传染病报告卡、传染病报告卡附卡、检测送检单等。应备有查询的相关资料信息，例如有关转介服务机构（包括艾滋病确证实验室、艾滋病抗病毒治疗定点医院、结核病防治所、性病专科门诊、美沙酮维持治疗门诊、精神心理健康咨询中心等）的地址、电话、联系人、服务时间、所需费用及交通图等。应备有宣传教育材料，如艾滋病防治知识、VCT 工作内容、服务要点、转介支持信息和其他必须了解的问题等。应配有加锁保密的档案柜，用于保存求询者资料。

5．人员配备　VCT 门诊（点）应配备一定数量的工作人员负责接待、咨询、检验和管理等工作，具体数量以满足工作需要为准。一人可兼多项工作职责。

（1）管理人员：建立 VCT 门诊（点）工作制度，明确岗位职责，完善服务流程，制定实施计划，加强 VCT 工作的宣传动员，定期开展人员培训、质量控制、技术指导和总结评估等。

（2）接待人员：负责接听咨询电话和接待到 VCT 门诊（点）的求询者，开展 VCT 工作宣传，说明 VCT 工作的主要目的、服务内容及工作程序等，引导求询者进入等候室和咨询室。

（3）咨询人员：咨询人员应接受过相关培训并取得合格证书，确保有充分的工作时间、精力和热情为求询者提供检测前后咨询和支持性转介服务，注意保密和知识更新，能保证咨询服务质量，引导做好检测衔接工作，完整、准确地填写上报咨询记录，并进行分类整理和资料归档。

（二）设立步骤

VCT 门诊（点）的设立应根据本地区艾滋病防治工作需要，结合艾滋病检测机构整体布局，综合考虑实施。

1. 选点　根据上述有关 VCT 门诊（点）的设置条件与要求，选择合适的医疗卫生机构作为 VCT 门诊（点），其中县级和地市级疾病预防控制机构必须设立 VCT 门诊（点）。已设 VCT 门诊（点）的机构充分利用现有资源，结合实际对照上述条件和要求，进行加强和改进。

2. 筹建门诊（点）　根据上述有关 VCT 门诊（点）的房间条件与功能分区，筹建接待与等候室、咨询与档案室，配备相关设备设施。

3．准备有关物品　根据上述有关 VCT 门诊（点）的房间条件与功能分区，准备接待与等候室、咨询与档案室所需物品，需要注意保证数量充足的物品有：自愿咨询检测个案登记表、检测知情同意书、安全套和宣传材料等。

4．配备工作人员　根据上述有关 VCT 门诊（点）的人员配备要求配备工作人员，包括管理人员、接待人员和咨询人员。

5．建立转介联系　VCT 门诊（点）应与转介服务机构建立良好的协作和转介关系，以便求询者需要时及时进行转介。

转介服务机构一般包含以下几种类型：

（1）医疗机构：如艾滋病抗病毒治疗定点医院、妇幼保健机构、结核病防治所、具备性病 / 丙肝诊治能力的综合医院 / 专科医院等。

（2）疾病预防控制与卫生保健机构：如疾病预防控制中心、妇幼保健机构等。

（3）可提供预防干预服务的机构：如暴露前后预防门诊、戒毒药物维持治疗门诊等。

转介服务机构的选择应考虑以下几个方面：

（1）具有提供相应服务的基本条件，如提供医疗服务的机构具备规范诊断、治疗、护理艾滋病、性病、结核病、丙肝等的专业技术和能力（包括医生诊疗水平、实验室条件、药品、试剂供应等）。

（2）建立完善的保护求询者隐私的规章制度，提供服务的工作人员遵守相应的保密制度。

（3）交通方便，能够保证求询者及时便捷地获得相应服务。

6. 考核验收　VCT门诊（点）要经当地卫生健康行政部门指定的VCT工作负责单位（如疾病预防控制中心）考核验收合格后开展工作，并报上级卫生健康行政部门（或疾病预防控制中心）备案。

（三）调整

对考核验收后没有按有关规定开展工作的VCT门诊（点），当地疾病预防控制机构要及时分析评估、发现问题并帮助查找原因，提出整改意见建议，促进其开展咨询检测服务。对整改后仍没有按有关规定开展工作的VCT门诊（点），或出现不具备开展工作条件的VCT门诊（点），当地疾病预防控制机构可提出撤销等调整意见和建议，报当地卫生健康行政部门同意，并经上级卫生健康行政部门（或疾病预防控制中心）备案同意后，可进行调整。

（四）定期公布

各级卫生健康行政部门、疾病预防控制机构、VCT门诊（点）要每年向社会公布辖区内或本单位VCT机构信息，动员有意愿者接受咨询检测服务。

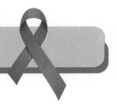

三、能力建设

开展 VCT 工作必须掌握相应的知识和技能，任何低质量的咨询、不规范的检测与结果报告等都会造成负面影响，增加求询者心理负担，甚至产生不良后果。反之，高质量的咨询，可以提高求询者的检测意愿，促进 HIV 感染者接受后续随访或转介的依从性，减少流失，促进后期行为改变及生活信心提升，对艾滋病防治及 HIV 感染者 /AIDS 患者自身健康都有促进作用。因此，所有从事 VCT 工作的人员都需要接受专门培训，考核合格持上岗证后才能开展 VCT 工作。

（一）培训要求

VCT 培训实行分级负责制，中国疾病预防控制中心负责全国 VCT 培训工作的技术指导和支持。省级疾病预防控制中心负责组织开展全省 VCT 培训和考核工作并承担技术指导和支持。地市级和县（区）疾病预防控制中心分别负责组织开展相应辖区内 VCT 培训和考核工作。VCT 培训应贯穿于 VCT 工作始终，工作人员除接受岗前培训和考核外，应根据工作情况定期接受复训和考核。

（二）培训内容与方法

1. 培训内容　对各类人员的培训应采取分类指导、因地制宜的原则。应根据不同级别、不同类别人员进行针对性培训，针对每期培训学员的需求，在基本培训内容的基础上制订不同的培训内容。基本培训内容如下：

（1）艾滋病、梅毒和丙肝防治知识。

（2）艾滋病、梅毒和丙肝相关流行病学知识。

（3）艾滋病、梅毒和丙肝相关实验室检测知识。

（4）VCT 的目的与作用。

（5）VCT 的工作原则与基本程序。

（6）相关咨询技巧。

（7）检测前后咨询。

（8）综合关怀和支持转介网络。

（9）VCT 资料的记录与整理。

（10）伦理学原则和相关法律法规等。

如系师资培训，还应增加有关参与式培训方法、教材使用、现场带教等方面内容。

在基本培训内容基础上，根据不同类型人员增加以下内容（参考）：

管理者	咨询员	检测人员	数据管理员
· VCT 能力建设 · 团队建设 · 考核与评估	· 心理学基本知识 · 健康教育知识 · 危险评估 · 行为改变交流技能 · 降低危害知识 · 常见心理问题应对与处理 · 危机识别与干预 · 咨询技巧演练 · 人际交流技巧 · HIV 感染者关怀与支持 · 咨询员心理疏导（视需要安排）	· HIV、梅毒和丙肝实验室检测知识和技能 · 相关检测工作标准与规范 · 质量控制与质量保证 · 生物安全知识 · 职业暴露防护与处置知识	· 资料的记录、整理、上报 · 计算机操作技能 · 数据分析、处理、统计等技能 · 信息安全

2. 培训方法　VCT 培训是针对性和实用性较强的工作，不仅要让学员掌握有关知识，还应注重学员实际能力的提高。培训方法应采用参与式，可以短期培训，也可以跟班培训，力求做到教学双方平等、互动，要因地制宜，将多种培训方法结合进行，例如讲座与小组讨论、案例分析、角色演练、专家点评等相结合等，以增强培训效果。

（三）质量控制

为确保 VCT 培训质量，各地可通过构建标准化的培训课程包（如标准化日程、课件、案例、流程等）、选派质量控制员（如资深培训师资或咨询员）旁听或指导、开展培训前后测试，以及通过培训合格率、培训满意度等指标开展质量控制。

（四）考核

通过培训和复训，VCT工作人员应具备艾滋病、性病、丙肝、结核病、安全性行为、安全注射、临床心理、相关法律法规和伦理等方面的基本知识，还应具备如何应用咨询技巧解决实际问题的技能。检测人员还需具备艾滋病、性病、丙肝等病原微生物相关知识、检测技能及生物安全相关知识。因此，对工作人员的考核应包括理论知识测试和现场工作技能考核。

理论知识测试可在培训结束后进行，也可结合现场工作技能考核开展，重点考核工作人员相关基础知识掌握情况。

现场工作技能考核由考核者到现场观察学员提供咨询、检测服务的过程（无条件者可模拟场景及角色扮演），听取求询者对服务的反馈等形式，重点考核工作人员对工作要求及内容掌握情况，及其在实际工作中知识技能运用情况。

（五）人员管理

1. 业务技能　VCT工作对人员的专业知识和技能要求较高，队伍的管理应建立在严格的培训制度和考核制度基础上。工作人员接受岗前培训后，经理论知识测试和现场工作技能考核合格者，方能发放培训合格证（或上岗证），持证上岗，并在今后的工作中接受定期复训和考核。

2. 心理支持　由于VCT工作服务对象的特殊性，工作人员需要长期应对和处理较多的负面情绪和事件，对自身心理健康也容易造成不良影响，各地应根据需要和实际情况，构建相应的心理支持体系，及时对工作人员心理健康状况进行评估和干预，提供必要的心理支持和关怀。

3．动态管理　各地应建立 VCT 工作人员库，结合培训、考核结果、人员在岗情况、心理评估状况等，建立出入"库"机制，对在"库"人员进行动态管理。

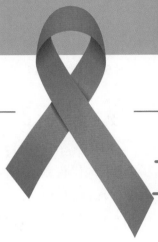

第三章

工作内容和
流程

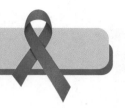

一、服务流程

VCT 服务包括：检测前咨询、HIV 抗体筛查检测、检测后咨询及转介。咨询员应按规定的程序为求询者提供规范的咨询、检测和转介等服务。

VCT 服务流程是：求询者先到接待处（室）登记，由接待员介绍服务内容与程序，并解释需要等待多长时间，稍作休息，看一些宣传材料，再进入咨询室，由咨询员为求询者提供检测前咨询。求询者在接受咨询后，自愿决定是否接受 HIV、梅毒和丙肝检测，如同意，则进行检测。如果当天报告结果，则到接待处（室）休息等候，待检测报告出来后再回到咨询室，由咨询员根据检测结果提供检测后咨询。如果不能当天获得检测结果，则需于规定的日期到咨询室领取检测结果并接受咨询（图 3-1）。

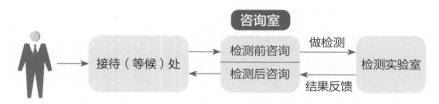

图 3-1　VCT 服务流程

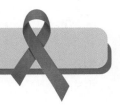

二、艾滋病检测前咨询

（一）检测前咨询目的

1 评估求询者的感染危险和相关知识的了解状况，以及应对阳性结果的能力，分析检测可能给他们带来的积极或消极影响，帮助他们评价进行个人检测的必要性，在求询者全面权衡检测利弊的基础上，由他们自己做出是否需要检测的决定，从而减少盲目检测给求询者带来的不良影响。

2 预防 HIV 感染或进一步传播。及时向求询者传递预防知识或信息，帮助他们认识改变行为的意义，促使他们采取健康的行为方式。

3 为检测后咨询奠定基础。

（二）检测前咨询步骤

检测前咨询一般可能需要 15 ～ 20 分钟，基本步骤是：

1. 建立和谐的咨询关系，对咨询过程进行说明。良好的咨询关系是开展咨询的基础。咨询中能否建立良好的关系关键在于咨询员。首先咨询员必须尊重和接受求询者，包括接受其某些惹人不快的情感回应，甚至是抵触和敌视。其次要强调保密，使求询者感到放心。

　　具体做法可由咨询员先做自我介绍，阐明咨询的作用，然后通过谈论一般性话题，如天气、交通等，消除求询者的不安全感，拉近彼此之间的距离，建立良好的咨询氛围。

　　2．评估求询者感染艾滋病的风险。

　　（1）咨询员根据求询者提供的危险行为情况，对其感染 HIV 的风险进行分析。分析内容包括但不限于：

　　1）性行为：具体的性行为方式、性伴数量、性活动频度、安全套使用情况和性伴感染的可能。

　　2）注射行为：如注射毒品时是否与他人共用注射针具，针具消毒情况、有无卖血、输血或使用血制品史（时间、地点、血液是否经过 HIV 抗体检测等）、有无器官移植史。

　　3）是否接受过某些可能没有严格消毒的侵入性操作，如有创检查、文身、穿耳等。

　　（2）咨询员在风险评估中应注意：

　　1）淡化问题的敏感性：行为危险评估往往涉及求询者的隐私和一些敏感问题，咨询员应掌握谈论敏感问题的技巧。例如淡化谈论敏感问题时的紧张气氛（谈话自然、放松）；明确解释为什么要谈论敏感问题，强调保密，取得求询者的配合；紧密围绕求询者的需求和目的讨论；直截了当提出问题；根据对方年龄、性别、职业、性格、文化、习俗等不同情况选用恰当的语言，并正确使用非言语信息。

　　2）将风险评估与行为干预有机结合起来：风险评估可以帮助求询者了解自己行为的危险性高低，促使他们认识到改变危险行为的意义，并促使其愿意接受有关的知识和信息，此时开展行为干预容易取得好的效果。

　　3）询问高危行为发生的时间：如果在 72 小时之内，同时评估有感染风险的，转介至暴露后预防门诊。

3．说明 HIV 抗体检测方法和结果的含义。包括说明检测基本方法及目的，了解求询者过去是否接受过检测，对检测结果的理解是否正确，以及对阳性结果可能的反应。

4．根据求询者的情况讨论检测的利弊，无论求询者是否接受检测，都需向其强调预防 HIV 感染的重要性、提供有关改变危险行为、预防 HIV 感染和传播的知识信息、讨论行为改变计划。

5．如果求询者愿意检测，则签署知情同意书并为其安排检测事宜。

（三）检测前咨询要点

检测前咨询的内容必须是有针对性和个性化的，以适应求询者的特点与需求。其要点如下：

❶ 解释艾滋病的基本知识和感染 HIV 的危险因素。

- -

❷ 探讨降低 HIV 危险因素的方法。

- -

❸ 解释 HIV 检测的方法、结果及其意义。

- -

❹ 讨论 HIV 检测对求询者生活及其他方面的影响，评估其心理承受能力。

- -

❺ 探讨危险因素降低方法和支持性计划。

- -

（四）检测前咨询过程图（图 3-2）

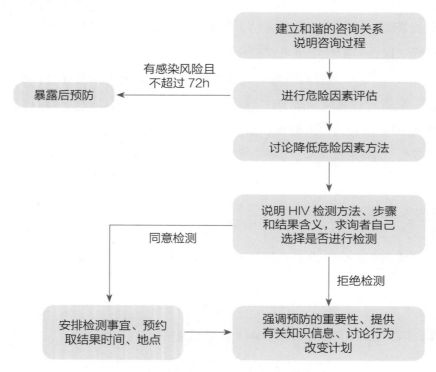

图 3-2　HIV 抗体检测前咨询过程图

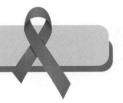

三、艾滋病检测

（一）检测模式

通常，VCT 门诊（点）的检测采用现场快速检测或采集血液样本送到实验室进行检测的模式。此外，还可采用基于尿液样本的自我采样传递检测模式和自我检测模式。自我采样传递检测和自我检测的使用可参考《自我采样传递检测艾滋病指导手册》和《艾滋病自我检测指导手册》。在 VCT 服务过程中，工作人员可根据受检者的需求，灵活采用多种检测模式。

（二）检测流程

1. 现场检测和样本采集　对需要在检测点进行现场检测的样本，可直接在现场使用指尖血或尿液、口腔黏膜渗出液进行快速检测。快速检测试剂必须经国家药品监督管理局批准注册，并在有效期内。检测后注意将剩余样本和使用过的试剂按照生物废弃物进行高压处理。

如需进行样本采集，采集血液样本时要注意安全，建议使用一次性真空采血管，采血部位要严格消毒，谨慎操作，防止刺伤皮肤和造成外界污染。应避免在检测点进行血液样本的离心和分装等复杂操作。在资源有限地区，也可采集指尖血制备干血斑用于后续检测。采集尿液和口腔黏膜渗出液样本需按说明书要求进行。

对于需要从检测点运送到筛查实验室或确证实验室进行检测的样

本，应在样本管上标明编号和采样时间，并填写样本采集记录和送检单。样本应在采集后 24 小时内尽快送检。

2．样本运输　HIV 抗体筛查阳性样本从采集现场运往实验室时应遵照《可感染人类的高致病性病原微生物菌（毒）种或样本运输管理规定》进行规范包装和运输。如果路程较远或气候炎热时，装有样本的容器内应放置冰袋等保持低温条件下运送。

3．样本的接收和储存　接收样本的艾滋病检测实验室，应首先核对样本的数量和编号是否与送检单上的信息一致，并查验送检样本的包装是否损坏、样本管是否有破裂或渗漏、样本容量和质量是否满足检测要求。样本验收合格后，如实验需要用血浆样本进行检测，应在采样后 24 小时内完成血液样本离心，分离出血浆。

如样本在采集后 2～3 天内用于抗体检测可暂时保存于 2～8℃，如后续用于病毒核酸检测或长期保存，应置于 –20℃或以下。

4．筛查检测　筛查检测使用的检测试剂必须经国家市场监督管理总局批准注册，并在有效期内。按照《全国艾滋病检测技术规范》进行筛查检测实验，检测试剂的使用操作步骤和结果判读以试剂说明书为准。

5．筛查检测结果告知和初筛阳性处理　筛查检测结果应尽快通知受检者。筛查阴性的样本，按阴性结果开展检测后咨询。筛查阳性的样本，应出具 HIV 抗体待复查报告，并通知受检者重新采样，按照《全国艾滋病检测技术规范》及早进行补充试验，根据补充试验结果提供相应的检测后咨询。

（三）生物安全防护要点

1 采集血液样本尽量使用安全针具采血，如蝶形真空针，自毁型针具等，以降低直接接触血液和刺伤的危险性。在检测过程中尽量避免使用针头、刀片等利器以及玻璃制品。使用后的针头和利器应放入坚固的容器内进行高压或消毒后废弃。

2 无论在艾滋病检测点或检测实验室，检测人员要按照相关生物安全规定做好个人安全防护。

3 严禁在艾滋病检测区域进行进食、饮水等与实验无关的活动。

4 被污染或可能造成污染的实验材料在带出实验室前应进行消毒。

5 废弃物品处置应符合《实验室生物安全通用要求》。

（四）职业暴露处理

有关 HIV 职业暴露后处理可参见《艾滋病病毒职业暴露防护手册》和《职业暴露感染艾滋病病毒处理程序规定》。

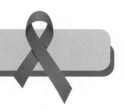

四、艾滋病检测后咨询

（一）准备工作

检测后咨询应注意做好有关准备工作，例如：认真核对检测报告单的编号、姓名和有关资料；报告阳性结果的咨询员要对求询者可能出现的心理反应有充分思想准备，如果求询者接受过检测前咨询，应认真复习检测前咨询的有关资料，如果求询者由于特殊情况没有接受过检测前咨询，也应尽可能对求询者的情况有更多的了解和准备。

（二）阴性结果咨询的基本过程和要点

检测后阴性结果咨询的过程相对简单，但要注意提醒窗口期和改变危险行为，预防今后感染。一般可能需要 15 ~ 20 分钟。其基本要点包括：

❶ 清楚简练地告知 HIV 抗体阴性检测结果，解释检测结果的意义；认真核实最后一次可能接触 HIV 行为发生的时间，以推算是否已经过了窗口期。如果确已过窗口期，可以判定其没有感染；如果还没有窗口期，应该在窗口期过后再进行复查。

2 对没有感染和需要复查的人，都要鼓励其改变危险行为，并与之商讨各种有针对性地降低感染风险的方法。

3 讨论求询者行为改变可能得到的支持。

4 鼓励求询者与其性伴讨论 HIV 感染状态及可行的降低危险的方法，并表明支持态度。

（三）阳性结果咨询的基本过程和要点

　　检测后阳性结果的咨询所需时间要长一些，而且常常因人、因具体情况而异。对初筛阳性的求询者，要获得其详细信息，并提供初步的检测后咨询。通过补充试验明确诊断后，再为其进一步提供阳性结果检测后咨询。检测后咨询基本流程见图 3-3。

　　初筛阳性结果检测后咨询基本过程和要点包括：

1 用平静的语气，清楚地告诉求询者其 HIV 抗体筛查结果呈阳性，要确保求询者明白检测结果的意义，说明还需要进一步做补充试验（必要时开具确证试验转介单）。

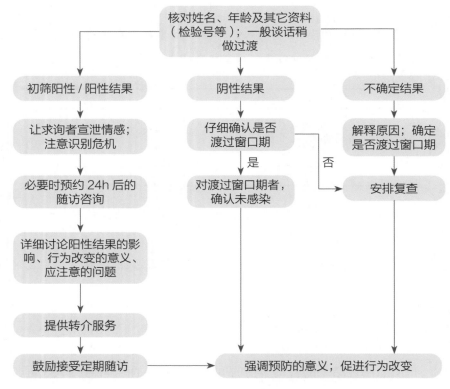

图 3-3　检测后咨询流程图

❷ 要给求询者一定时间理解检测结果，并解答疑问。

- -

❸ 允许求询者宣泄情感，注意识别心理危机。

- -

❹ 鼓励求询者改变危险行为，在明确诊断前，采取预防措施，避免将
　HIV 传播给性伴。

- -

确证阳性结果检测后咨询基本过程和要点包括：

1 用平静的语气，清楚地告诉求询者其 HIV 抗体诊断结果呈阳性，要确保求询者明白检测结果的意义。

2 要给求询者一定时间理解检测结果，并解答疑问。

3 与求询者讨论 HIV 感染的治疗方法，动员其尽快接受抗病毒治疗。

4 为求询者提供必要的转介服务，如：艾滋病抗病毒治疗、性病检查治疗、机会性感染治疗、母婴阻断、美沙酮维持治疗、针具交换、心理支持与心理治疗等，鼓励其定期接受随访。

5 强调求询者的检测结果并不表明其性伴（同伴）的 HIV 感染状况，鼓励求询者与其性伴（同伴）沟通，并动员他们尽早接受艾滋病咨询和检测。

6 鼓励求询者改变危险行为，强调应采取预防 HIV 传播的措施（如每次性生活都要正确使用安全套），避免将 HIV 传播给性伴（同伴）。

❼ 提供心理评估和心理支持，一般来说，求询者得知阳性结果后会有镇静、不相信、愤怒、害怕、不知所措、绝望、哭泣、发呆、不说话等反应。要让他们充分地发泄，可适时地递给纸巾和饮用水。根据检测前咨询的观察和收集到的信息，特别关注精神状况不佳、性格内向、朋友较少、生活居住条件较差、经济或工作状况较差的求询者。告知他们携带 HIV 并不一定就是艾滋病患者，如果保持积极的心态、健康的体况、规范抗病毒治疗，可以有效控制疾病进展，可以正常生活、学习和工作。必要时转介至专业心理咨询室。

❽ 签署"HIV 抗体阳性结果告知书"，告知求询者应有的权利和对社会、对家庭应尽的责任与义务，强调故意传播艾滋病性病将受到法律处罚。

（四）不确定结果咨询的基本过程和要点

① 解释不确定结果的意义（早期感染、晚期患者、非特异反应等），确定其是否渡过窗口期，安排后续检测，必要时进行核酸检测。

② 强调预防的重要，促进行为改变。

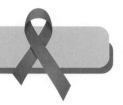

五、艾滋病转介服务

转介服务是咨询员发现对求询者需提供进一步服务时，将其介绍转诊到其他适宜的单位寻求服务和帮助的一种服务形式，也是弥补自身不足和充分利用与整合多方面资源的方法。

（一）转介服务内容

转介服务内容主要包括医疗服务和预防服务。

1. 医疗服务　包括 HIV 感染诊断、评价免疫状态、机会性感染的预防和治疗、抗病毒治疗等。还应对 HIV 感染者的营养、日常保健提供指导。对于 HIV 感染者为孕妇、哺乳产妇，可转介至妇幼保健机构或承担助产服务的医疗机构，以提供孕产期保健、住院分娩服务，及时采取预防艾滋病母婴传播的措施。

2. 预防服务　包括暴露前后预防、戒毒药物维持治疗等。

（二）如何提供转介服务

❶ 对转介的必要性进行评估。咨询员应对求询者转介的必要性进行评估，明确其需求和存在的问题；了解影响行为改变的因素；产生心理压力的根源；与求询者商讨转介的作用及意义等。评估必须考虑求询

者接受和进行转介的意愿及能力，包括求询者的文化、年龄、性取向、疾病进展阶段及经济承受能力。

------

❷ 向求询者提供转介服务信息，包括提供转介机构的名称、服务内容、地点、联系方式、乘车路线、工作时间、联系电话、所需费用等，求询者可根据自己的情况和需求选择服务机构，必要时咨询员可协助联系和安排转介。但需注意，如果为了转介需要透露与求询者身份识别有关的信息，必须征得其同意。

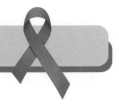

六、梅毒咨询检测与转介

（一）梅毒检测前咨询

咨询员为求询者提供常规的 HIV 检测前咨询后，告知求询者梅毒抗体检测的重要性，在求询者知情同意的前提下为其提供咨询检测服务。梅毒检测前咨询核心内容如下：

❶ 梅毒是由梅毒螺旋体引起的一种慢性、系统性性传播疾病。如果不及时治疗，将严重影响个人健康。梅毒的症状、危害、传播途径与艾滋病相似，通过性途径、血途径和母婴途径传播。

❷ 梅毒螺旋体主要通过性接触传播，正确使用安全套，可以有效预防梅毒的传播，与梅毒患者一起吃饭、握手等日常接触一般不会传播梅毒。

❸ 感染梅毒螺旋体会增加感染 HIV 的风险，如果发生了无保护性行为一定要进行梅毒抗体检测。

感染梅毒螺旋体后很多人无明显自觉症状，不能通过外表判断是否感染，需通过梅毒血清学检测、结合流行病学史和临床体格检查才能明确是否感染梅毒螺旋体。

（二）梅毒检测方法

梅毒检测方法主要包括病原学检测、梅毒螺旋体血清学试验、非梅毒螺旋体血清学试验等。VCT门诊（点）至少具备提供梅毒螺旋体血清学试验或非梅毒螺旋体血清学试验检测服务的能力。具体检测流程和结果解释可参考《性传播疾病实验室检测指南》。

（三）梅毒检测后咨询

咨询员应如实告知求询者其检测结果，并对结果含义进行详细解释，提供相应的转介和后续服务。对于梅毒血清学试验阳性者，要关注其高危行为的提醒和感染预防。梅毒检测后咨询内容及流程与HIV咨询检测相同，重点关注以下内容：

❶ 仅梅毒螺旋体抗原血清学试验阳性结果不能确定求询者是否感染梅毒，有可能是梅毒现症感染，也有可能是既往感染，应结合非梅毒螺旋体抗原血清试验结果，流行病学史以及临床体格检查来综合判断。

❷ 梅毒螺旋体抗原血清学检测同样存在窗口期问题，如果求询者过了窗口期检测结果为阴性说明其没有感染梅毒，但需拒绝高危性行为，预防梅毒感染，继续保持阴性。如果处于窗口期，则需过了窗口期再进行检测。

❸ 梅毒是可以治愈的疾病，如确诊为梅毒患者，只要经过规范化治疗可以临床痊愈，消除传染性，及早发现及早治疗可以最大限度地降低对身体造成的损害。由于梅毒主要经性接触传播，故梅毒患者的配偶及性伴也需积极检查和治疗，预防感染他人和治愈后再次感染。

❹ 孕妇感染梅毒会传染给胎儿，但通过孕早期和孕晚期的规范化治疗可以预防宝宝感染。

（四）梅毒转介服务

对于梅毒螺旋体抗原血清学试验及非梅毒螺旋体抗原血清学试验均阳性的求询者，咨询员需告知当地有哪些性病治疗机构，由其选择一家适合的医疗机构，并将其转介到该机构接受进一步诊断、健康咨询和规范化治疗等服务。

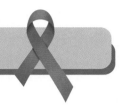

七、丙肝咨询检测与转介

（一）丙肝检测前咨询

咨询员为求询者提供常规的 HIV 检测前咨询后，告知求询者丙肝抗体检测的重要性，在求询者知情同意的前提下为其提供咨询检测服务。丙肝检测前咨询核心内容如下：

1 丙肝是由 HCV 感染引起的、以肝脏病变为主的传染病，感染 HCV 后大多数患者无明显临床症状，部分 HCV 感染者如果不治疗可能发展为肝纤维化、肝硬化甚至肝癌，严重影响个人健康及寿命。

2 HCV 通过血液、性接触和母婴三种途径传播，其中血液传播是 HCV 最主要的传播方式。共用注射器吸毒、输入未经严格检测的血液或血制品，使用被 HCV 污染的非一次性注射器和针头、未经严格消毒的牙科器械、内镜、侵袭性操作，以及针刺、文身、扎耳孔、共用牙刷或剃须刀等，都可导致 HCV 传播。HCV 对外界环境的抵抗力较弱，日常生活接触不会传播 HCV。

③ 丙肝目前暂无疫苗，绝大多数可治愈。掌握丙肝预防知识：不吸毒、不性乱、注意个人防护，不与他人共用剃须刀和牙刷，避免到卫生情况不明的小诊所、美容店进行侵入性诊疗、美容、文身等。

④ 丙肝患者没有特异性的临床表现，无法从外表判断一个人是否感染 HCV，只能通过血液检测发现，如有易感染 HCV 危险行为或怀疑自己感染 HCV，应及时到医疗机构检测并确诊。

（二）丙肝检测方法

丙肝的检测方法主要包括 HCV 抗体检测、HCV 核酸检测和 HCV 基因型检测等。常用 HCV 抗体检测分为筛查试验和补充试验，VCT 点至少具备提供 HCV 抗体筛查试验检测服务的能力。HCV 抗体检测可用于在 VCT 门诊帮助咨询员初步判断就诊者是否感染过 HCV，但不能确定感染状态。HCV 抗体检测结果呈阳性反应仅提示有感染 HCV 的可能性，还需要进一步通过 HCV 核酸检测进行确证。具体检测方法和检测结果解读可参考《丙型肝炎诊断》。

（三）丙肝检测后咨询

咨询员应如实告知求询者其检测结果，并对结果含义进行详细解释，提供相应的转介和后续服务。对于丙肝抗体检测阳性者，要关注其高危行为的提醒和感染预防。丙肝检测后咨询内容及流程与 HIV 咨询检测相同，重点关注以下内容。

❶ 丙肝抗体检测是一种筛查实验，由于有部分丙肝感染者会自我清除病毒，所以抗体检测结果不能明确求询者是否感染 HCV，抗体结果阳性说明求询者有可能感染 HCV，也有可能是既往感染或者治疗后 HCV 已经清除，需要进一步做丙肝核酸检测和临床体格检查等明确诊断。

❷ 丙肝抗体结果阴性也不能完全排除求询者没有感染 HCV。人体从感染 HCV 到血液中能够检测到丙肝抗体需要一段时间，即"窗口期"，该时间段内无法通过抗体检测发现早期感染者。如求询者还处于窗口期，需过一段时间再进行检测，如过了窗口期抗体检测结果阴性，除各种原因导致的免疫功能低下的 HCV 感染者之外，说明求询者未感染 HCV。

❸ 丙肝是可以治愈的，丙肝抗病毒治疗已经进入直接抗病毒药物（direct antiviral agents，DAAs）时代，包括泛基因型方案以及基因型特异性方案。DAAs 总体治愈率可达 95% 以上，安全性良好，所有 HCV 核酸检测阳性的感染者均应尽快接受抗病毒治疗，以避免由慢性丙肝进展为肝硬化及肝癌。丙肝直接抗病毒治疗药物已经纳入国家医保报销范围，可以极大减轻患者的经济负担。

感染 HCV 的妇女治愈前应避免怀孕，确诊为丙肝的孕妇，应避免羊膜腔穿刺，尽量缩短分娩时间，保证胎盘完整性，尽量减少新生儿暴露于母血的机会。感染 HCV 的母亲乳头有破损时，要避免母乳喂养。

（四）丙肝转介服务

对于丙肝抗体筛查阳性的求询者，咨询员需告知当地有哪些丙肝诊疗机构，与求询者沟通协商选择其中一家医疗机构，并将其转介到该机构接受进一步诊断、健康咨询和抗病毒治疗等服务。

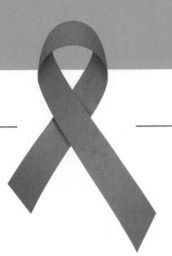

第四章

延伸服务

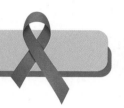

一、大众宣传

大众宣传的目的是让大众了解 VCT 的作用、重要性、活动内容等，促使社会及卫生工作者对 VCT 的理解和认识，促进当地领导对 VCT 工作的重视和政策支持，让更多的机构和人员参与和支持艾滋病防治，从而鼓励更多的人接受方便、快捷、免费及高质量的 VCT 服务，形成和发展 VCT 网络。

各级疾病预防控制机构及 VCT 门诊（点）是开展 VCT 大众宣传的主体，通过持续努力，妇幼保健和承担助产服务的医疗机构、公共 / 私立医院或性病门诊、美沙酮门诊和针具营销中心等部门及其各级医务人员能更多地了解 VCT 的意义以及相关知识，积极向服务对象传递相关信息，在条件具备时，积极支持或参与 VCT 工作。此外，还应倡导各级卫生行政部门的领导和决策者了解 VCT 相关的国家政策，加强当地领导层对 VCT 的认识与重视，促进多部门协调配合，鼓励他们参与宣传活动，以便争取更多机构和组织对 VCT 工作的支持，包括公安、司法、宣传、民政、妇联、广播电视、卫生健康等部门以及非政府组织、宗教团体和志愿组织的支持。

VCT 不仅是及早发现 HIV 感染者并帮助 HIV 感染者获得治疗和其他服务的策略，也是人们获得艾滋病防治知识、促进行为改变的途径和手段。应该积极向人们宣传 VCT 给大众带来的好处。宣传内容包括艾滋病防治基本知识以及从何处获得 VCT 服务与服务内容等信息；宣传内容要做到信息准确、简明通俗、易于记忆。

VCT 的大众宣传既能促进人们利用 VCT 服务，还能发动更多社区和个体主动参与艾滋病防治干预、关怀救助以及转介服务。

开展 VCT 宣传的方法多种多样。不同的宣传对象采用的方法各异：

① 针对领导和决策者的宣传，可采用协调会议、联席会议、工作汇报、情况通报、考察调研、培训、印制 VCT 和信息 / 教育 / 交流（IEC）材料等方式，使其了解 VCT 的目的及其意义，以及 VCT 与当地艾滋病防治的关系；促使领导和决策者重视，使 VCT 工作纳入当地卫生发展规划或年度工作计划议事日程，列入卫生行政机构工作考核指标，确保 VCT 工作正常开展。

② 针对大众开展 VCT 宣传活动可根据人群特点、人群集中地和时间段等采取不同的形式和方法。如利用新媒体平台播放有关 VCT 的宣传视频、动画；利用电台、电视在黄金时段播放有关 VCT 的知识讲座；利用公益广告或宣传短片在集市宣传；利用报纸杂志刊登文章；在人口密集处张贴宣传画、标语上墙、散发传单、卡片、折页、小册子；设黑板报、宣传点、入户宣传、流动电影等。

VCT 的宣传应与当地及国家艾滋病防治政策、法律法规宣传、艾滋病知识普及宣传、警示性宣传等结合起来进行，以充分利用和整合资源。在 VCT 启动与实施的过程中，针对大众的宣传教育应该贯穿始终。这也是 VCT 工作能否顺利开展、达到预期效果不可缺少的组成部分。

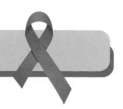

二、高危人群外展服务

VCT 门诊（点）工作人员走出门诊，到高危人群或重点人群所在地，由接受过培训的咨询员为目标人群提供小组或集体艾滋病咨询，对愿意接受 HIV 检测者可提供自检协助或传递检测的采样服务、也可现场采血后将标本带回或将其转介到 VCT 门诊（点）检测。无论检测结果是阴性还是阳性，咨询员要将检测结果分别告知每一个受检者，做好检测后咨询，并填写咨询和检测登记表。

高危人群主要是指暗娼、吸毒者、男男性行为者等。这些人群具有传播 HIV 的危险因素，是艾滋病防治工作的重点人群，也是 VCT 的重点服务人群。由于他们的信息需求和利用途径与一般公众可能不一样，因此向这类人群传递 VCT 有关信息、鼓励他们利用这个服务时，往往需要一些特殊的考虑，例如，需要工作人员走出咨询室或门诊部，主动深入到高危人群集中的场所，提供个体或集体的宣传咨询和相关转介服务，把提供 VCT 信息与针对高危人群开展的预防工作结合起来。为取得好的效果，外展人员应根据服务对象的不同采取不同的方法，有关内容、频率亦应根据当地情况决定。同时还应做好与相关部门的协调配合工作。

开展外展工作时要注意两方面问题：一是在提供集体咨询服务前，最好首先在目标人群（如村民）中开展艾滋病防治知识宣传和反歧视活动，改变大众对艾滋病的不正确认识和歧视态度；二是在集体咨询和检测服务过程中，要注意保护个人隐私，特别是检测结果和个人相关信息。

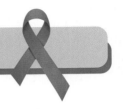

三、线上预约检测

　　线上预约咨询检测指通过互联网技术（尤其是移动互联网技术）建立艾滋病预约检测服务平台，将线上艾滋病知识宣传、在线咨询、检测信息发布、风险评估、预约登记、检测结果查询、转介服务与传统线下 VCT 咨询检测服务进行有机结合，实现"线上咨询预约－线下检测－线上查询结果"等便捷服务，基本流程见图 4-1。

　　艾滋病预约检测服务平台包括网站、微信公众号、小程序或者手机 APP 应用软件等。主要做法：求询者通过网页、公众号、小程序、手机 APP 或者直接扫描预约二维码，进入艾滋病预约检测服务平台－预约咨询检测服务界面，在预约界面定位或者搜索相应 VCT 门诊（点），选择预约日期和时间段，填写个人信息，提交完成预约。个人信息应包括预约本人手机号，并进行短信验证码核验真实性，便于后续查询检测结果。求询者预约成功后收到预约信息和预约码，凭预约码按时到线下 VCT 门诊（点）完成咨询检测服务。对于 HIV 检测阴性结果，可通过网页或移动 APP 查询结果，注意提示窗口期问题，符合条件的转介暴露后预防用药；阳性结果不可在线上直接显示结果，而是提示求询者持有效证件到线下 VCT 门诊（点）领取（查询）结果，再由专业咨询员对其进行一对一、面对面检测后阳性结果告知，内容包括结果解释、权责告知、健康教育与行为干预、配偶/固定性伴告知、随访依从性咨询和国家相关政策宣传等。

　　依靠互联网技术开展线上预约咨询检测，不仅可以提升咨询检测服务的可及性和便捷性，优化服务流程，提高服务效率，还可以与风险评估、暴露前后预防、自我检测、尿液传递检测、转介服务等项目进行有效整合，丰富咨询检测工作内涵（图4-1）。

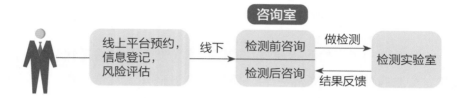

图 4-1　线上预约的 VCT 服务流程

四、支持社会组织动员检测

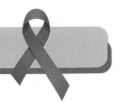

加强社会组织动员检测、建立社会组织动员检测与专业机构 VCT 服务的有效链接，以及促进有条件的社会组织独立开展快速检测咨询服务，能有效提升易感染艾滋病危险行为人群检测覆盖面和服务质量，推动易感染艾滋病危险行为人群形成定期检测的健康习惯，有助于易感染艾滋病危险行为人群早检测、早发现、早治疗。

（一）加强社会组织动员检测与 VCT 服务的衔接

疾病预防控制中心等专业机构要积极支持属地社会组织在可触及的易感染艾滋病危险行为人群中开展艾滋病防治宣传和动员检测，利用社会组织线上线下宣传、外展干预和同伴教育等机会，在所发布的信息和印发的宣传干预材料中纳入对 VCT 门诊（点）地址、联系方式等的宣传，转介高危行为人群到 VCT 门诊（点）检测，VCT 门诊（点）应密切与社会组织协调联系，为社会组织转介来的求询者在隐私保密、检测时间安排等各方面提供便利，以加强社会组织动员检测与 VCT 服务的有效对接。

对社会组织开展的易感染艾滋病危险行为人群现场集体动员检测，属地疾病预防控制中心可根据需求选派专业人员提供现场采血和咨询服务，直接进行 VCT 服务的有效对接。

（二）加强有条件社会组织独立开展快速检测与VCT服务的衔接

有条件的社会组织配备了培训合格的快检员，具备一定的软硬件检测条件，独立为目标人群提供HIV快速检测咨询服务。其优势在于社会组织更贴近目标人群，开展检测的时间和方式更加灵活方便，省略了动员检测后转介的环节，方便目标人群检测，有利于提高检测效率，扩大检测覆盖面。可参考《男同社区小组开展艾滋病快速检测与咨询服务实施指南》，针对快检点的人员及管理、其他必备条件、工作内容和要求等，指导社会组织不断完善快速检测服务。

有检测需求的易感染艾滋病危险行为人群可直接到社会组织快速检测点进行快速检测咨询。对于社会组织快速检测结果有疑问者再由社会组织转介到当地VCT门诊（点）进行复核检测。对于社会组织快速检测结果为初筛阳性的人群，在尊重本人意愿前提下，可由社会组织提供全程陪同服务，及时与当地疾病预防控制中心的VCT门诊（点）或抗病毒治疗点对接，完成HIV确证检测、抗病毒治疗前的各项临床检查和准备，及早启动抗病毒治疗。

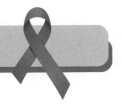

五、HIV 接触者动员检测

　　HIV 接触者动员检测是指针对源头 HIV 感染者及 HIV 感染高危人群，对其接触者进行溯源、告知、HIV 抗体咨询检测和转介服务。可在开展 HIV 抗体检测、抗病毒治疗、高危人群干预、HIV 感染者随访和母婴阻断等工作机构，由相关责任人在开展检测后咨询、结果告知、转介、随访、抗病毒治疗、母婴阻断等工作过程中提供该服务。其基本流程包括：HIV 接触者信息挖掘、HIV 接触者告知、动员 HIV 抗体检测和后续服务（图 4-2）。

　　HIV 接触者动员检测是在对 HIV 源头感染者进行阳性结果告知基础上开展的，需要找准时机，开展过程中还需时刻注意 HIV 源头感染者的情绪变化，运用适当的咨询技巧，确保有效交流。开展 HIV 接触者动员检测的前提条件是：

1 HIV 源头感染者接受了阳性结果告知，正确了解阳性结果的含义。

2 及时转介 HIV 源头感染者接受抗病毒治疗。

3 HIV 源头感染者已接受随访和关怀服务。

4 HIV 源头感染者已接受了降低 HIV 传播风险的行为干预。

5 HIV 源头感染者能接受自身感染状况，并能妥善处理相关后续事务。

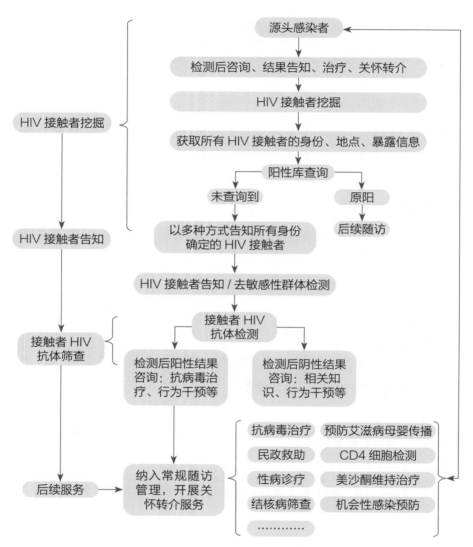

图 4-2　HIV 接触者动员检测流程

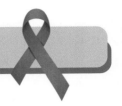

六、HIV 暴露前后预防咨询

HIV 暴露前预防（pre-exposure prophylaxis，PrEP）是指尚未感染 HIV 的人在发生易感染 HIV 行为之前服用特定的抗病毒药物，以预防 HIV 感染的方法。HIV 暴露后预防（post-exposure prophylaxis，PEP）是指尚未感染 HIV 的人在与 HIV 感染者或感染状况不明者发生易感染 HIV 的行为后，在 72 小时之内服用特定的抗病毒药，以预防 HIV 感染的方法。

（一）咨询对象

对 HIV 抗体检测阴性、有易感染 HIV 风险的人均要提供暴露前后预防咨询，包括吸毒者（阿片类吸毒者及新型活性物质滥用者）、异性多性伴者及男性同性性行为者等。

（二）咨询内容

1. 暴露前预防知识咨询要点

（1）有效性：研究证明 PrEP 能够降低各类 HIV 高危人群感染风险。严格按照方案服药者预防有效性超过 90%，漏服药物会降低 HIV 预防的有效性。

（2）适用条件：全部满足以下条件者适用暴露前预防措施：年龄 18 周岁及以上；HIV 抗体检测呈阴性；存在 HIV 感染风险；无

不适宜服用替诺福韦等暴露前预防药物的情况；同意按时服药，保证依从性，按时参加随访检测；意识清醒，精神正常，能够自主决策。

（3）服用方法：PrEP 的常规使用方式是持续每天口服药物。对于男性同性性行为者，如果性行为频次不高（每周不超过一次），除了"每日服药方案"，还可以采用"按需服药方案"，即所谓"2-1-1方案"，以复合制剂为例，发生易感染 HIV 行为前 2 ~ 24 小时服用2 片，首次服药后 24 小时和 48 小时各服用 1 片。具体服用方法遵照医嘱执行。

应当明确，PrEP 不能 100% 阻断 HIV 传播，除 PrEP 外还有其他HIV 预防方法（如使用安全套），PrEP 不能预防其他性传播疾病，不能避孕，在使用 PrEP 的同时也要使用安全套。

2. 暴露后预防知识咨询要点

（1）有效性：科学研究显示，暴露后阻断的成功率在 80% 以上。成功率与首次服药及时性及服药依从性有关，暴露后越早服药，阻断成功率越高，暴露后 2 小时内服药最佳，最长不应超过 72 小时。服药开始后，每天规律服药比经常漏服阻断效果好。

（2）适用条件：全部满足以下条件者适用暴露后预防措施：年龄18 周岁及以上，不足 18 周岁需监护人同意；HIV 抗体检测阴性；暴露时间不超过 72 小时；暴露源及行为评估分析提示求询者 HIV 感染风险较高；同意按时服药、保证依从性、按时参加随访检测。

（3）服用方法：目前我国艾滋病暴露后预防用药方案为 3 种药物联合使用，连续服药 28 天。具体服用方法遵照医嘱执行。

3．提供服务信息和转介　为有意向的求询者提供本地暴露前后预防服药点的服务信息，包括服务点机构名称、地址、联系方式、营业时间等，将完成风险评估和 HIV 检测、初步符合暴露前后预防服务适用条件者转介到当地暴露前后预防服务点。

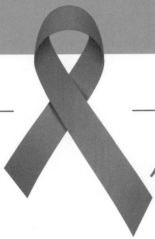

第五章

信息管理和利用

一、资料的记录

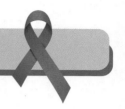

有关记录资料包括：自愿咨询检测知情同意书、自愿咨询检测个案登记表、自愿咨询检测一览表、传染病报告卡、传染病报告附卡等。资料记录方法如下：

（一）自愿咨询检测知情同意书

咨询员在提供咨询检测服务前，首先要向求询者介绍咨询检测服务内容，确保求询者是在充分理解了有关咨询检测信息后，自愿签署咨询检测知情同意书。

（二）自愿咨询检测个案登记表

咨询员要按照中国疾病预防控制中心制订的《自愿咨询检测个案登记表》（见附录一）为每位求询者记录咨询内容，建立咨询档案。

（三）自愿咨询检测一览表

所有开展自愿咨询检测服务工作的机构，都应填写自愿咨询检测一览表（见附录二），登记求询者的一般信息、联系方式、记录咨询、检测结果等。

（四）传染病报告卡及附卡

当求询者明确诊断为阳性，并且排除既往阳性时，须填写传染病报告卡和传染病报告附卡，并于 24 小时内进行网络直报。

因咨询内容可能涉及个人隐私，求询者有可能拒绝回答，遵循保密原则是获得完整资料的基础。表格的填写注意内容准确、字迹清晰、不得漏项。

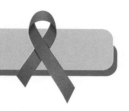

二、数据的收集与保管

　　VCT 门诊（点）的工作人员负责收集和整理 VCT 工作的信息资料。收集整理资料时要注意是否符合要求，发现表格中的问题应及时进行核对与校正。

　　艾滋病检测咨询机构应将检测咨询资料按照国家有关规定纳入档案管理。文件通知、年度工作计划、年度工作总结、督导检查报告、培训、实验室原始记录和报表等纸质资料，应按工作内容或使用习惯归档成卷，分类保存。"检测咨询个案登记表"可按时间（月、季度、年度）和不同类型受检者（求询原因）分类装订成册，并存放在加锁的资料柜中，确保能够随时对原始数据进行核查。

　　各艾滋病检测咨询机构的"传染病报告卡""传染病报告附卡""检测咨询个案登记表"等相关资料，应至少保存 3 年。

　　所有电子数据存放于专门的有密码保护的计算机中，只有经过授权的工作人员才能调用相关数据。所有个案信息未经卫生行政部门许可，不得向社会公开；在提供、使用信息资料时，不得泄露涉及个人隐私的信息。

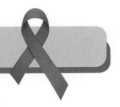

三、数据报告

自愿咨询检测数据的报告采取网络直报的形式，各 VCT 门诊（点）的直报用户登录到艾滋病防治工作信息系统，在艾滋病防治工作信息系统主页内有检测咨询图标，点击检测咨询图标就可以进入检测咨询模块，将自愿咨询检测个案登记表填报到系统中。

咨询员在咨询结束后应及时将自愿咨询检测个案信息填报到艾滋病防治工作信息系统中，原则上应于当天完成报告。

VCT 门诊（点）具有检测咨询直报用户权限的工作人员为数据填报人，详见艾滋病防治工作信息系统权限管理。VCT 门诊（点）为填报单位。

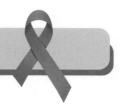

四、数据分析

　　各级疾病预防控制机构要定期对相关数据进行分析，评价工作质量，为改进艾滋病检测咨询工作提供依据。

　　艾滋病防治工作信息系统中检测咨询模块可以产生统计表有：VCT 门诊（点）工作统计、VCT 门诊（点）HIV、梅毒和丙肝检测工作完成情况统计、VCT 门诊（点）HIV 抗体检测人次数按年龄性别统计、VCT 门诊（点）HIV 抗体检测按主要求询原因统计、自愿检测监测点数据上报情况统计、艾滋病检测咨询工作按机构统计。

　　艾滋病防治工作信息系统中检测咨询模块的菜单中有历史资料下载选项，可以点击下载截至上个月的自愿咨询检测数据库。各级疾病预防控制机构可以利用下载的数据库计算其他统计指标。数据库需要每个月下载备份，每个月下载的数据库与定时统计的统计数据保持一致。

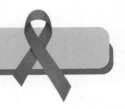

五、数据质量控制

　　为保证自愿咨询检测系统的数据质量，中国疾病预防控制中心性病艾滋病预防控制中心每年组织开展的艾滋病防治数据质量评估工作中会对自愿咨询检测数据进行核查。艾滋病防治数据质量评估将采取地方自查、省级抽查和国家抽查相结合的方式。具体评估要求及指标参见《艾滋病防治数据质量评估方案》。艾滋病防治数据质量评估结果会印发到各级疾病预防控制机构。

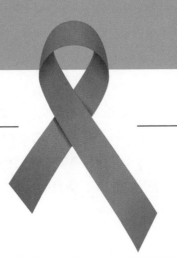

第六章

工作评估

评估是指根据 VCT 工作的目标和计划，定期收集 VCT 工作进展的有关数据信息，以及工作中存在的各种问题，并对这些数据和问题加以分析，根据分析结果对工作实施计划、人员、个案登记表、各种资源等进行相应的调整和优化，并对是否达到工作目标做出评价的过程。评估是促进和优化 VCT 工作的重要手段，可提高 VCT 工作的效率与效果。

评估可以和技术指导同时进行，包括检测和咨询人员需要的技术指导、心理支持和工作中存在的问题，评估时可协助解决或给予帮助，这是不断提高 VCT 服务质量与时效，保证 VCT 能够持续顺利开展、使 VCT 工作朝着预定目标推进所需的重要条件。

一、评估形式

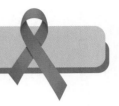

评估形式主要包括内部和外部评估。内部评估由各 VCT 门诊（点）自行组织开展自查自纠，以查找和解决问题为主要内容，内部评估可每月开展一次，每季度应至少开展一次。外部评估可以分为专业性外部评估和第三方评估，专业性外部评估是指上级技术指导机构组织或主导的评估，第三方评估是指由上级或平级卫生健康行政部门或上级技术指导机构委托第三方评估机构组织或主导的评估，外部评估原则上每年度至少应开展一次。

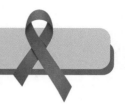

二、评估方法

评估前应根据 VCT 工作目标和计划制定评估方案、评估表、访谈提纲和数据整理分析工具等。内部评估应根据自身工作实际，合理制作评估表并选择与之相适应的数据整理分析工具。外部评估还应对参与评估工作的人员开展培训，统一评估方法、标准、质量控制及评估报告撰写基本要求等。

评估中应根据 VCT 门诊（点）工作开展的特点，实事求是地填写评估表，并选择 VCT 门诊（点）的管理人员、咨询员和检验人员开展访谈，外部评估时，还应对 VCT 门诊（点）存在的问题开展技术指导和心理支持等。评估中应做好数据收集和访谈的质量控制工作。

评估后应将评估表和访谈数据整理分析，撰写评估报告。内部评估应将本门诊存在的问题逐一梳理，能现场改正或修正的要立即改进，不能立即改进的应形成报告，交本单位管理层协助解决。外部评估时应对数据进行整理分析，除查找本地区 VCT 门诊（点）存在的共性问题外，还应分析总结每个门诊的特色做法，形成报告交评估组织者。

VCT 工作评估应将定性与定量方法结合进行，二者缺一不可。

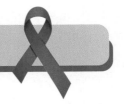

三、评估内容

（一）内部评估

1. 咨询过程评估　内部评估的过程评估重点应检查 VCT 表格填写的完整性、数据录入的及时性、纸质表格和网报数据的一致性及检测结果填写的正确性等。

（1）VCT 工作实施方案能否满足咨询需要。

（2）个案登记表填写是否完整。

（3）个案登记表填写是否有逻辑错误。

（4）是否给求询者提供了转介信息。

（5）检测结果是否填写正确。

（6）个案登记表是否录入到信息系统。

（7）个案登记表和信息系统内的信息是否一致。

2. 检测过程评估　内部评估的检测过程评估应重点检查检测结果的可靠性以及与咨询员沟通和交流的过程等。

（1）检测环境温湿度是否合适并有记录。

（2）检测试剂是否在有效期。

（3）冰箱是否有温度监控并有记录。

（4）仪器设备是否有检定或维护记录。

（5）SOP 文件能否满足检测需求。

（6）检测室内质控是否在受控范围。

（7）检测结果和报告是否正确。

（8）检测结果是否反馈给咨询员。

（二）外部评估

1. VCT 过程评估　外部评估的过程评估重点应检查 VCT 工作的支持环境（含人员、经费和政策、文件等），另外须重点检查实验室设置的合法性、检测结果的正确性和个案登记信息的完整性等。

（1）是否制定并下发 VCT 实施方案等文件。

（2）是否制定 VCT 工作要求。

（3）是否制订 VCT 年度工作计划。

（4）是否定期公布 VCT 点相关信息。

（5）收集 VCT 点数量、机构、工作人员情况等。

（6）咨询员是否接受培训，培训频度。

（7）咨询室的设置是否规范合理。

（8）个案登记表填写完整性、逻辑性和信息录入及时性如何。

（9）检测实验室是否经过验收，检测人员是否持证上岗。

（10）实验室环境条件、仪器设备和操作是否符合规范要求。

（11）实验报告是否正确、规范。

（12）结果反馈是否满足信息保密工作要求。

（13）上级机构是否开展技术指导并有记录。

2．VCT 效果评估　外部评估的效果评估应重点检查 VCT 工作对当地艾滋病疫情发展趋势、检测量和检测针对性的影响、另外还应关注当地是否动员社会组织参与到 VCT 工作中。

（1）接受咨询的人次数及变化趋势。

（2）接受自愿 HIV、梅毒和丙肝检测的人次数及变化趋势。

（3）求询者中接受自愿检测所占的比例及变化趋势。

（4）接受自愿 HIV 检测的 HIV、梅毒和丙肝阳性率及变化趋势。

（5）提供检测前咨询的人次数和比例。

（6）提供检测后咨询的人次数和比例。

（7）HIV、梅毒和丙肝初筛检测阳性者得到转介的人次数和比例。

（8）HIV 确证阳性人数和比例。

（9）梅毒确诊的人数和比例。

（10）丙肝核酸阳性的人次数和比例。

（11）检测咨询发现的艾滋病病例数占当地总病例的比例。

（12）参与艾防的社会组织数及参与 VCT 的比例。

（13）社会组织 VCT 的转介率和成功率。

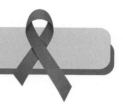

四、评估参考表格

在评估和技术指导时，应根据本地工作开展的实际情况，合理设计调查工具和表格，也可参考下列表格，表中内容可增加或减少。

（一）内部评估（表6-1，表6-2）

表6-1 内部评估——咨询服务表

是否有 VCT 工作方案	是	否
工作方案能否满足工作需要	是	否
个案登记表填写是否完整	是	否
个案登记表填写完整率	%	
个案登记表填写是否有逻辑错误	是	否
个案登记表填写逻辑错误率	%	
主要求询原因是否分析	是	否
求询者既往接受过 HIV 抗体检测的比例	%	
求询者实名接受咨询的比例	%	
求询者本次接受 HIV 抗体检测的比例，待复检阳性率	%，%	
求询者接受梅毒抗体检测的比例，双阳率	%，%	
求询者接受丙肝抗体检测的比例，阳性率	%，%	

续表

转介信息是否进行了分析	是	否
个案登记表检测结果是否记录	是	否
检测结果是否与实验室原始记录进行了核对	是	否
个案登记表是否录入到信息系统	是	否
个案登记表和信息系统内的信息一致率	%	

表6-2 内部评估——检测服务表

每次试验原始记录是否记录温湿度	是	否
每次试验原始记录是否记录试剂有效期	是	否
冰箱是否有温度监控并有记录	是	否
仪器设备的校准是否在有效期内	是	否
是否有仪器设备的校准、维护和使用记录	是	否
是否有试剂耗材的出入库记录	是	否
是否有 HIV、梅毒和丙肝的抗体检测 SOP	是	否
SOP 文件是否与检测时使用试剂一致	是	否
室内质控是否在受控范围内	是	否
是否出具待复检/阴性检测报告	是	否
检测报告是否有检测者和复核者签名	是	否
检测结果是否转交咨询员	是	否
是否有检测结果转交记录表	是	否

（二）外部评估（表 6-3 ～表 6-5）

表 6-3　外部评估——咨询服务表

		是	否
当地行政部门是否制定并下发 VCT 工作要求等文件		是	否
当地技术指导部门是否制定并下发 VCT 实施方案等文件		是	否
是否制定 VCT 年度工作计划		是	否
当地 VCT 点设置是否符合国家要求		是	否
是否定期公布当地 VCT 点等信息		是	否
VCT 经费是否足额到位并专款专用		是	否
VCT 咨询员是否能满足咨询工作要求		是	否
咨询室内部设置是否合理		是	否
VCT 保密工作制度是否容易被咨询者获取		是	否
咨询员是否接受过培训，培训频度多少	次 / 年	是	否
咨询室是否备有安全套		是	否
咨询室是否备有充足的宣传材料		是	否
个案登记表填写是否完整，完整率多少	%	是	否
个案登记表填写是否有逻辑错误，错误率多少	%	是	否
个案登记表是否录入信息系统		是	否
纸质个案登记表与信息系统一致率		%	
是否定期开展咨询内部评估，频度多少	次 / 年	是	否
求询者既往接受过 HIV 抗体检测的比例		%	

求询者实名接受咨询的比例	%
求询者本次接受 HIV 抗体检测的比例，待复检阳性率	%，%
求询者本次接受 HIV 抗体检测的确证阳性率	%
求询者接受梅毒抗体检测的比例，双阳率	%，%
求询者接受丙肝抗体检测的比例，阳性率	%，%

表 6-4　外部评估——检测服务表

检测实验室是否经过验收	是	否
检测设备是否满足需求	是	否
是否有仪器设备的校准、检定和维护记录	是	否
检测试剂保存是否符合程序文件要求	是	否
是否有试剂耗材的出入库记录	是	否
是否有每次试验的完整原始记录	是	否
是否有室内质量控制计划和措施	是	否
是否定期接受实验室的室间质量控制	是	否
筛查检测登记表填写是否正确和完全	是	否
检测人员是否持证上岗	是	否
是否有与当前使用试剂相一致的 SOP 文件	是	否
检测报告是否符合检测规范要求	是	否
是否有检测结果交接记录表	是	否

表 6-5　外部评估——效果评估表

指标	结果
接受咨询的人次数和变化趋势	
接受自愿 HIV、梅毒和丙肝检测的人次数及变化趋势	
求询者中接受自愿检测所占的比例及变化趋势	
接受自愿 HIV 检测的 HIV、梅毒和丙肝阳性率及变化趋势	
提供检测前咨询的人次数和比例	
提供检测后咨询的人次数和比例	
HIV、梅毒和丙肝初筛检测阳性者得到转介的人次数和比例	
HIV 确证阳性人数和比例	
梅毒确诊的人数和比例	
丙肝核酸阳性的人次数和比例	
检测咨询发现的艾滋病病例数占当地总病例的比例	
参与艾防的社会组织数及参与 VCT 的比例	
社会组织 VCT 的转介率和成功率	

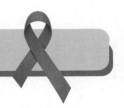

五、外部评估报告撰写参考格式

外部评估报告不仅是对评估工作的总结，同时也是帮助评估组织者对该项工作做出分析，评估报告的结论直接影响决策者对 VCT 工作的判断。评估报告在实事求是地描述评估结果时，应对结果进行客观公正的分析。评估报告应包括但不局限于以下主要内容。

1．评估基本情况　包括 VCT 评估的组织、人员、地区等背景材料，所使用的评估和分析方法等。

2．评估结果　结合 VCT 实施方案、工作要求、工作计划、收集的数据等材料，客观公正地描述评估结果。

3．结果分析
（1）对评估结果按照咨询、检测和效果逐一开展分析，分析结果最好以数据形式体现。
（2）VCT 工作的主要经验做法。
（3）典型案例（可以多个）。案例包括：VCT 起因、咨询的主要做法和过程、取得的效果等。
4．存在问题和挑战（包括问题及表现和原因分析）。
5．评估结论。
6．主要工作建议。

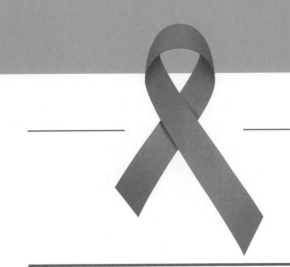

附录

附录一

自愿咨询检测个案登记表

个人编码 *：□□□□

性别 *：□ 男　□ 女　　　　　　民族：_____族

出生日期 *：_____年___月___日（如出生日期不详，实足年龄_____，年龄单位：□ 岁 □ 月 □ 天）

婚姻状况：□ 未婚　　　　□ 已婚有配偶　　□ 离异或丧偶　　□ 不详

文化程度：□ 文盲　　　　□ 小学　　　　□ 初中　　　　　□ 高中或中专　　□ 大专及以上

联系电话：_____

求询者来源 *（单选）：

□ 主动求询　□ 高危人群外展服务　□ 转介求询（□ 医院　□ 计生机构 □ 妇幼机构 □ 社会组织 □ 其他机构）

主要求询原因 *（单选）：

□ 注射毒品史	□ 配偶 / 固定性伴阳性史	□ 商业异性性行为史	非商业非固定异性性行为史
□ 男男性行为史	□ 献血浆史	□ 输血 / 血制品史	□ 母亲阳性史
□ 职业暴露史	□ 手术史	□ 无高危行为史	□ 其他（请注明：_____）

既往是否接受过 HIV 抗体检测 *：□ 是（□ HIV 抗体阴性　　□ HIV 抗体阳性　　□ HIV 抗体筛查阳性反应

　　　　　　　　　　　　　　　　　　　　　　　　　□ HIV 抗体不确定　□ 不知道结果）

　　　　　　　　　　　　　　　□ 否

本次是否进行 HIV 抗体筛查检测 *：□ 是　　　　　　　　□ 否（跳至下一栏）

本次筛查检测结果是：　　　　□ HIV 感染待确定　　□ HIV 抗体阴性

如本次筛查检测结果是"HIV 感染待确定"：

（1）最近是否出现下列结核相关症状 *（可多选）：

□ 咳嗽、咳痰持续 2 周以上	□ 反复咳出的痰中带血	□ 夜间经常出汗	□ 无法解释的体重明显下降
□ 经常容易疲劳或呼吸短促	□ 反复发热持续 2 周以上	□ 淋巴结肿大	□ 结核病患者接触史
□ 无结核相关症状			

（2）填写求询者以下几项信息：

求询者姓名：_____　（求询者家长姓名：_____）

本次是否进行 HIV 确认检测：　□ 是　　　　　　　□ 否（跳至下一栏）

本次 HIV 确认检测结果：　　□ 阳性　　　　　□ 阴性　　　　　　□ 不确定

如确认检测结果为阳性 / 替代策略阳性，则疫情卡片编号为：□□□□□□□□□□□□□□□□□□□□

　　　　　　　　　　　□ 确认检测阳性或替代策略检测阳性结果未上报

本次是否进行梅毒血清抗体检测 *：□ 是，梅毒抗体阴性　□ 是，梅毒抗体阳性　□ 否

本次是否进行丙肝抗体检测 *：□ 是，丙肝抗体阴性　□ 是，丙肝抗体阳性　□ 否

本次是否提供了检测后咨询：□ 是（日期：_____年_____月_____日）　　□ 否

本次咨询 / 检测后提供如下哪些转介服务（可多选）*：

□ 提供 HIV 抗体确认检测机构信息	□ 提供 CD4+ 淋巴细胞检测的机构信息
□ 提供抗病毒治疗或相关医疗机构信息	□ 提供性病诊断治疗机构的信息
□ 提供机会性感染治疗及其他艾滋病相关疾病治疗机构的信息	□ 提供预防母婴传播干预服务的机构信息
□ 提供心理咨询和帮助机构的信息	□ 提供结核诊断治疗机构的信息
□ 提供社区美沙酮维持治疗门诊信息	□ 提供清洁针具交换点（中心）的信息
□ 提供妇女健康关爱中心信息	□ 其他（请说明）_____
□ 未提供转介服务	

咨询员：_____　　　　　　　填表日期：_____年_____月_____日

* 为必填项。

"自愿咨询检测个案登记表"填表说明

机构编码：系统自动生成，与大疫情机构编码保持一致。

个人编码：由于检测前咨询是匿名服务，因而咨询员可以给求询者一个代码或编号，但这个代码和编号要与 HIV 筛查检测单的代码或编号保持一致，年度登记表的编码应具唯一性，即同一机构编码不能重复。每年度的登记表都要重新编号。

性　　别：在相应的性别前打"√"。

民　　族：根据身份证或户口簿填写所属民族的名称。

出生日期：出生日期与年龄栏只要选择一栏填写即可，不必既填出生日期，又填年龄。

实足年龄：对出生日期不详的用户填写年龄。

年龄单位：对于新生儿和只有月龄的儿童请注意选择年龄单位，默认为岁。

婚姻状况：求询者咨询时的婚姻状况。"未婚"是指迄今没有进行过婚姻登记；"已婚有配偶"是指办理了国家法律婚姻登记手续，并且不处于离异、分居或丧偶状态；未办理国家法律婚姻登记手续，但同居共同生活，视为"已婚有配偶"类别。"不详"是指求询者未能提供目前的婚姻状况或者不能确定其婚姻状况。在表中相应内容前打"√"。

文化程度：在相应的文化程度前打"√"。文化程度是指求询者最高学历或相当学历。文盲：指不识字或识字很少。小学：指小学程度的毕业生、肄业生和在校学生，也包括没有上过小学，但能阅读通俗书报，能写便条。初中：指初中程度的毕业生、肄业生和在校学生，及相当于初中程度的人。高中及中专：指高中及中专程度的毕业生、肄业生和在校学生，及相当于高中程度的人。大专及以上：指大专程度或以上的毕业生、肄业生和在校学生，及相当于大专及以上程度的人。

联系电话：填写求询者的联系方式。为求询者本人同意提供的个人、家庭、亲戚朋友或单位电话号码。

求询者来源：根据求询者是主动还是通过其他途径和方式使其前来求询的情况进行填写。

主要求询原因：由咨询员按检测前咨询结果，根据判断与艾滋病传播最相关的高危行为或危险因素填写。

注射毒品史者：包括通过静脉或肌肉等注射毒品者，特别是有过共用注射器经历的，不包括口吸、鼻吸等不刺破皮肤、黏膜的吸毒方式。

配偶/固定性伴阳性者：指配偶/固定性伴已被确认为HIV抗体阳性。

商业异性性行为史：指与非婚异性性伴（不包括配偶及固定的同居异性）发生商业性性接触的行为。

非商业非固定异性性行为史：指与非婚异性性伴（不包括配偶及固定的同居异性）存在偶然的一过性性接触的行为。

男男性行为史者：指有男性间无保护的肛交或口交的行为。

献血（浆）史者：指献过血／血浆的求询者。

输血／血制品史者：指接受过血或血制品治疗。

母亲阳性者：指母亲已被确认为 HIV 抗体阳性。

职业暴露史者：指实验室、医护、预防保健等有关人员，在从事艾滋病防治工作及相关工作的过程中意外被 HIV 感染者 /AIDS 患者的血液、体液污染了破损的皮肤或非胃肠道黏膜，或被含有 HIV 的血液、体液污染了的针头及其他锐器刺破皮肤，而具有被 HIV 感染的可能性的情况。

手术史：指接受过包括口腔、内镜等侵入性操作的所有手术的求询者。

无高危行为史：指无事实可能感染 HIV 的高危行为，但主观怀疑可能感染，如曾与艾滋病患者共餐、怀疑配偶有高危行为等。

配偶／固定性伴有高危行为：此处固定性伴包括同性和异性的固定性伴。

其　　他：包括不在上述范围之内的求询原因。

既往是否接受过 HIV 抗体检测：根据既往实际情况选择。若既往既接受过 HIV 抗体筛查试验检测，又接受过 HIV 抗体确认试验检测，则应按确认试验结果在相应选项前打"√"。

本次是否进行 HIV 抗体筛查检测：根据本次实际情况选择。

本次筛查检测结果是：如果筛查检测结果不能在当日获得，咨询员尽可能获得求询者的联系电话，并要在检测结果出来后，填写"本次筛查检测结果"。咨询员要注意检测结果报告单上的个人代码（编号）或姓名要与求询者基本信息中的个人代码（编号）保持一致。如果求询者的筛查检测结果是"HIV 感染待确定"，咨询员应要求求询者提供真实姓名、联系电话，并填写到相应空白处。"HIV 感染待确定"是指筛查检测结果为阳性反应[《全国艾滋病检测技术规范》（2020 年修订版）]。咨询员应注意此表中的姓名与检测结果报告单上的姓名要保持一致。

最近是否出现下列结核相关症状：询问求询者是否存在相关情况，按实际情况选择。对近期有与肺结核患者密切接触者，要重点关注是否出现以上症状。如果患者出现上述一个或多个症状，立即转诊患者或患者痰标本到结核病防治机构接受进一步的检查。

求询者姓名：填写求询者的名字，应该和身份证或户口簿上的姓名一致。

家长姓名：14 岁以下的求询者还应填写求询者家长姓名。

本次是否进行 HIV 确认检测：根据本次实际情况选择。

本次 HIV 确认检测结果：咨询员尽可能获得求询者的联系电话，并要在确认检测结果出来后，填写"本次 HIV 确认检测结果"。咨询员应注意此表中的姓名与确认检测结果报告单上的姓名要保持一致。

疫情卡片编号：与传染病报告卡中卡片编号一致，应于疫情上报后 3 日内填写。

本次是否进行梅毒血清抗体检测：梅毒抗体阳性指确认结果阳性。

本次是否提供了检测后咨询：按照所提供服务的实际情况填写。若选择"是"，应在后面空白处填写检测后咨询服务的日期。

本次咨询 / 检测后提供如下哪些转介服务：转介服务是指咨询员向求询者提供转介服务机构的名称、地址、联系人和联系方式。如果转介服务机构的类型不在表中所列之内，请在"其他"一项中填写转介服务机构类型及转介服务具体内容。

附录二

自愿咨询检测一览表

____省____市____县（区）　　填写单位：____

序号	日期	求询者代码	性别	年龄	求询原因	求询者来源	曾经HIV检测		提供检测前咨询		接受检测		HIV初筛试验		HIV确证试验		梅毒血清学试验		HCV抗体检测		提供检测后咨询		提供转介服务			备注
							是	否	是	否	是	否	阴性	阳性	阴性	阳性	阴性	阳性	阴性	阳性	是	否	是	否	服务内容	

注：1. 求询原因：①注射毒品史；②配偶/固定性伴阳性史；③商业异性性行为史；④非商业非固定异性性行为史；⑤男男性行为史；⑥献血浆史；⑦输血/血制品史；⑧母亲阳性史；⑨职业暴露史；⑩手术史；⑪无高危行为史；⑫其他，请注明。

2. 求询者类型：①主动求询；②高危人群外展服务；③转介求询（□医院 □计生机构 □妇幼机构 □社会组织 □其他机构）。

附录三

HIV 检测结果告知模板

（一）艾滋病病毒抗体初筛有反应结果告知书

您好！通过检测，发现您的艾滋病病毒（HIV）抗体初筛结果为有反应，提示您可能感染了 HIV，但这只是一个初步的检测结果，接下来需要进行抗体确证试验或核酸试验以确定是否感染了 HIV。

请您出示真实有效的身份证，并留下有效的联系方式，以便及时通知您最终检测结果。

身份证号码：＿＿＿＿＿＿＿＿＿＿ 联系电话：＿＿＿＿＿＿＿＿＿＿

在送确证期间，请您注意做好防护措施，避免可能的性接触传播、血液传播、母婴传播。

您所接受的相关服务都是由经过专门培训的工作人员来提供的，根据国家有关规定，您的个人信息会严格保密，不会透露给任何无关单位和个人。

告知机构名称：＿＿＿＿＿＿＿＿ 告知人员签字：＿＿＿＿＿＿＿＿

告知人联系电话：＿＿＿＿＿＿＿ 告知日期：＿＿＿＿＿＿＿＿＿

＿＿＿＿＿＿＿＿＿＿＿＿＿＿＿＿＿＿＿＿＿＿＿＿＿＿＿＿＿＿＿＿

艾滋病病毒抗体筛查检测结果告知书存根（样本编号：＿＿＿＿＿＿）

本人（身份证号：＿＿＿＿＿＿＿＿＿＿）经过工作人员的告知和解释，已知晓本人艾滋病病毒抗体初筛结果为有反应的信息。

告知医生签字：＿＿＿＿＿＿＿＿ 告知日期：＿＿＿＿＿＿＿＿＿

检测对象签字：＿＿＿＿＿＿＿＿ 联系电话：＿＿＿＿＿＿＿＿＿

告知单位（盖章）

（二）艾滋病病毒抗体确证阳性结果告知书

为保护您和您家人的身体健康，保护公众健康，根据《中华人民共和国传染病防治法》和《艾滋病防治条例》等法规和政策的相关要求，我们对您进行了艾滋病病毒抗体确证试验／核酸试验，已确认您感染了艾滋病病毒，现将相关信息通知如下：

1. 根据我国法律规定，您及您的家人享有的婚姻、就业、就医、入学等合法权益受法律保护。根据国家相关政策，对符合条件者，可享受定期免费 CD4$^+$T 淋巴细胞检测、结核病筛查及治疗、国家免费艾滋病抗病毒治疗、母婴阻断、生活救助等关怀服务。

2. 根据我国法律规定，您应当履行以下义务：

（1）接受疾病预防控制机构或出入境检验检疫机构的流行病学调查和指导。

（2）将艾滋病病毒感染或者艾滋病发病的事实及时告知配偶和与您有性关系的人。动员配偶和与您有性关系的人接受艾滋病抗体检测。如未告知，导致配偶和与您有性关系的人感染艾滋病病毒，将承担相应法律责任。

（3）就医时，将艾滋病病毒感染或者艾滋病发病的事实如实告知接诊医生。

（4）采取必要的防护措施，防止将艾滋病病毒感染他人。根据国务院《艾滋病防治条例》第 38 条之规定"艾滋病病毒感染者和艾滋病患者不得以任何方式故意传播艾滋病"以及第 62 条之规定"故意传播艾滋病的，依法承担民事赔偿责任。构成犯罪的，依法追究刑事责任"。

3. 定期随访检测，及早治疗。

（1）及时进行 CD4 细胞检测和定期接受随访，及时了解您的身体状况。

（2）早治疗可以像正常人一样生活，并可以减少传播风险。建议您及早到抗病毒治疗机构接受国家免费抗病毒治疗。

（3）不及早治疗，会导致严重的机会性感染，增加后期治疗难度和费用，大大增加死亡风险。

4. 根据国家有关规定，您的个人信息会得到严格保密，不会透露给任何无关单位和个人。

告知机构名称：＿＿＿＿＿＿＿＿＿告知医生签字：＿＿＿＿＿＿＿＿＿

联系电话：＿＿＿＿＿＿＿＿＿＿告知日期：＿＿＿＿＿＿＿

· ·

艾滋病病毒抗体确证阳性结果告知书存根（样本编号：＿＿＿＿＿＿＿）

本人（身份证号：＿＿＿＿＿＿＿＿＿＿）经过医务人员的告知和解释，已知晓本人艾滋病病毒感染状况及传播风险、预防知识、感染者的权利及义务、关怀救治信息和服务机构的信息。

是否有配偶：

□有（配偶拟告知方式：□本人告知□医生告知□本人和工作人员共同告知）

□无

告知医生签字：＿＿＿＿＿＿＿＿＿告知日期：＿＿＿＿＿＿＿＿＿＿

检测对象签字：＿＿＿＿＿＿＿＿＿联系电话：＿＿＿＿＿＿＿＿＿＿

告知单位（盖章）

附录四

有关文件法规目录

名称	发布机构	发布时间
关于印发《艾滋病免费自愿咨询检测管理办法》的通知	卫生部、财政部	2004 年 4 月
关于艾滋病抗病毒治疗管理工作的意见	卫生部、国家中医药管理局	2004 年 4 月
关于印发《医务人员艾滋病病毒职业暴露防护工作指导原则（试行）》的通知	卫生部	2004 年 4 月
关于预防艾滋病推广使用安全套（避孕套）实施意见	卫生部、国家人口和计划生育委员会、国家食品药品监督管理局、国家工商行政管理总局、国家广播电影电视总局、国家质量监督检验检疫总局	2004 年 7 月
关于加强艾滋病自愿咨询检测服务有关问题的通知	卫生部	2004 年 8 月
关于印发《艾滋病自愿咨询检测工作实施方案》的通知	卫生部	2004 年 9 月
关于印发《全国艾滋病检测工作管理办法》的通知	卫生部	2006 年 6 月
关于印发《中国预防与控制梅毒规划（2010—2020 年）》的通知	卫生部	2010 年 6 月
关于进一步加强艾滋病防治工作的通知	国务院	2011 年 2 月

名称	发布机构	发布时间
关于印发《职业暴露感染艾滋病病毒处理程序规定》的通知	国卫办疾控发	2015 年 7 月
关于印发《中国遏制与防治艾滋病"十三五"行动计划》的通知	国务院办公厅	2017 年 1 月
艾滋病防治条例	国务院	2019 年 3 月
关于印发《遏制艾滋病传播实施方案（2019—2022）》的通知	国家卫生健康委、中央宣传部、中央政法委、中央网信办、教育部、科技部、公安部、民政部、财政部、广电总局（2019）	2019 年 9 月
中华人民共和国传染病防治法	国家卫生健康委员会	2020 年 10 月
关于印发预防艾滋病、梅毒和乙肝母婴传播工作规范（2020 年版）的通知	国家卫生健康委员会	2020 年 11 月

附录五

有关参考资料目录

资料目录	编印单位	发布时间
全国性病艾滋病综合监测指南与方案	中国疾病预防控制中心	2002 年
艾滋病自愿咨询检测现场实施与管理	中英性病艾滋病防治合作项目办公室	2003 年
艾滋病自愿咨询检测实用手册	上海科学技术出版社	2003 年
艾滋病自愿咨询检测管理与操作指南（试行）	中国疾病预防控制中心	2004 年
可感染人类的高致病性病原微生物菌（毒）种或样本运输管理规定	卫生部	2005 年 12 月
全国艾滋病检测工作管理办法	卫生部	2006 年 6 月
艾滋病自愿咨询检测工作手册	中国疾病预防控制中心	2008 年
实验室生物安全通用要求	GB 19489	2008 年
男同社区小组开展艾滋病快速检测与咨询服务实施指南	北京大学医学出版社	2012 年
艾滋病检测咨询实用手册	人民卫生出版社	2014 年
职业暴露感染艾滋病病毒处理程序规定	国家卫生计生委办公厅	2015 年 7 月
国家免费艾滋病抗病毒药物治疗手册（第 4 版）	中国疾病预防控制中心	2016 年
自我采样传递检测艾滋病指导手册	中国疾病预防控制中心	2018 年 6 月

续表

资料目录	编印单位	发布时间
HIV 接触者溯源及咨询检测工作手册	人民卫生出版社	2018 年
艾滋病自我检测指导手册	中国疾病预防控制中心	2019 年
第四轮全国艾滋病综合防治示范区技术指导手册	中国疾病预防控制中心	2020 年
艾滋病病毒暴露后预防技术指南（试用）	中国疾病预防控制中心	2020 年
中国 HIV 暴露前预防用药专家共识	中国艾滋病性病杂志	2020 年
全国艾滋病检测技术规范	中国疾病预防控制中心	2020 年 3 月
互联网＋艾滋病干预工作指南（试行）	中国疾病预防控制中心	2021 年 1 月

55检